幸「孕」妈妈

夫妻二人的
备孕6个月

曹伟 许鼓 ◎主编

黑龙江科学技术出版社
HEILONGJIANG SCIENCE AND TECHNOLOGY PRESS

图书在版编目（CIP）数据

夫妻二人的备孕6个月 / 曹伟，许鼓主编 . -- 哈尔滨：黑龙江科学技术出版社，2018.7
（幸"孕"妈妈）
ISBN 978-7-5388-9608-4

Ⅰ . ①夫… Ⅱ . ①曹… ②许… Ⅲ . ①优生优育－基本知识 Ⅳ . ① R169.1

中国版本图书馆 CIP 数据核字 (2018) 第 058799 号

夫妻二人的备孕6个月

FUQI ERREN DE BEIYUN 6 GE YUE

作　者	曹伟　许鼓
项目总监	薛方闻
责任编辑	焦琰　张云艳
策　划	深圳市金版文化发展股份有限公司
封面设计	深圳市金版文化发展股份有限公司
出　版	黑龙江科学技术出版社
	地址：哈尔滨市南岗区公安街70-2号　邮编：150007
	电话：（0451）53642106　传真：（0451）53642143
	网址：www.lkcbs.cn
发　行	全国新华书店
印　刷	深圳市雅佳图印刷有限公司
开　本	685 mm × 920 mm　1/16
印　张	13
字　数	180 千字
版　次	2018 年 7 月第 1 版
印　次	2018 年 7 月第 1 次印刷
书　号	ISBN 978-7-5388-9608-4
定　价	39.80 元

序言
PREFACE

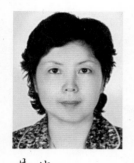

曹伟
妇产科主任医师
现任深圳市妇幼保健院产科三病
区主任

优质的备孕,

轻松怀上优质宝宝

这几年,"怀孕"已经成为一个大热的词语。以往在我们的印象中,怀孕只是一件稀松平常、水到渠成的事,可是如今,却有越来越多的夫妻难孕、不孕,怀孕已然成为一件有压力的事情。受孕、怀孕、生育健康的宝宝,为何就成为了一件难倒众多夫妻的心头大事呢?想要更好地解答这个问题,我们首先要了解备孕、受孕、怀孕的相关知识。

毫无疑问,对生殖知识的掌握、良好的营养状况以及健康的生活方式是成功受孕最关键的因素。在这个科技发达、知识充沛的时代,有多少育龄男女对生殖知识是了解的?无数问诊的夫妻,当医生诊断出他们难孕、不孕的原因是由于女性或男性体内存在抗精子抗体时,一头雾水,不仅对于抗精子抗体完全不知晓,甚至有时还会觉得医生是在忽悠他们。

即使是受过高等教育的夫妻,也不一定对备孕期所涉及的相关知识都了解。这使得他们在备孕过程中,一遇到困难便会惶恐不安,不知如何是好。还有一些夫妻,明明感情十分融洽,却因为婚后一直无法怀上宝宝,而走到了婚姻的尽头。宝宝，是联系一个家庭幸福的纽带，每一对夫妻都希望孕育爱的结晶，享受养儿育女的幸福。

种种的现状，使得孕前知识的储备越发的重要。而《夫妻二人的备孕6个月》这本书，从必备的检查、放松的心情、性激素的秘密、健康的卵泡和精子等方面，讲解了备孕期间需要掌握的知识。只要是备孕夫妻急切想了解的问题，在这里都可以找到答案。本书还教会备孕夫妻如何更有效地找准受孕时机，如何选择助孕的食物和如何更好地调养身体，并且解析了令备孕夫妻"谈虎色变"的不孕不育症，以及一些常见的备孕误区。这些内容我们都用最浅显通俗的语言一一阐述，力求让每一对备孕夫妻都能够看得懂、看得下去，然后从中获益。

本书更是紧紧围绕着优生这一中心，从天时、地利、人和等方面为备孕夫妻提供全面的备孕指导，在讲述备孕知识的同时，又兼备了如何放松备孕心情。除了掌握这些知识之外，我们还提倡健康的饮食、适当的运动，让备孕妈妈在愉悦的心情和健康的身

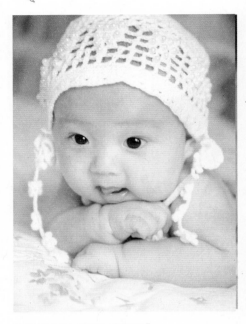

体状态下，轻松"好孕"。

书中力争为更多的育龄夫妻传播正确、有效的备孕知识，为他们排忧解难。

我们深深地明白，备孕的心情十分复杂，但是压力不会为受孕助一臂之力，急于求成也同样不是怀孕的有效方法。只有充分了解备孕知识，才能未雨绸缪，赢在起跑线上。

最后，祝愿天下所有的夫妻都能顺利地孕育宝宝，拥有健康可爱的宝宝！

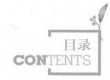

目录
CONTENTS

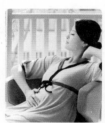
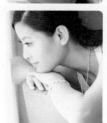
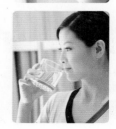

Part 04 精子，你好吗

Part 05 了解激素，更懂怀孕

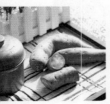
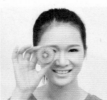
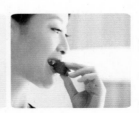

P_{art}06　准妈妈备孕不可忽视的身体调养

P_{art}07　提高受孕率，从找到排卵日开始

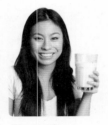

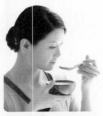

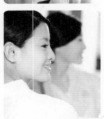

Part 08 藏在食物里的助孕密码

Part 09 不孕不育怎么办

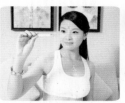 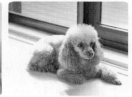 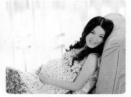

P_{art}10 孕育优质宝宝，从生活调理开始

P_{art}11 对备孕误区说"不"

P art 12　"孕"气，静候降临

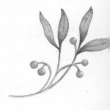

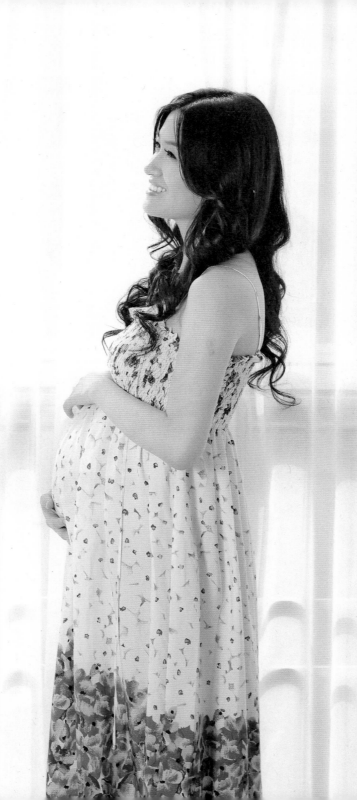

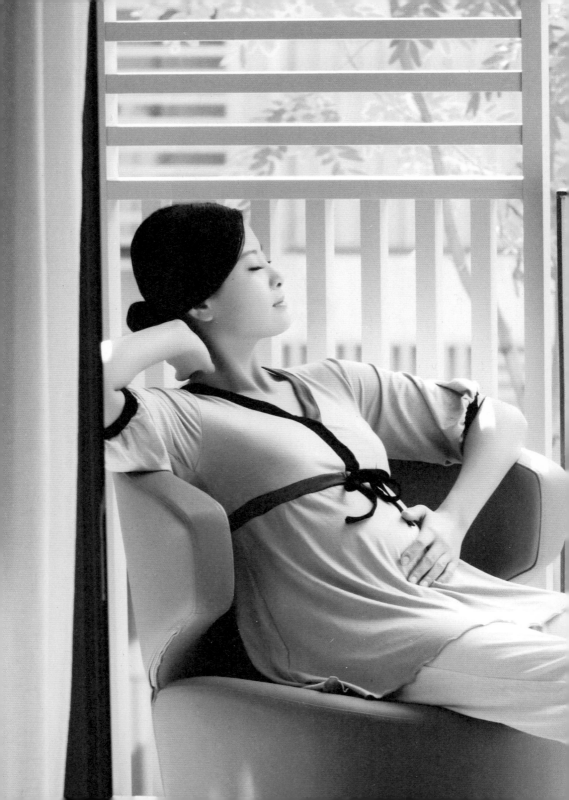

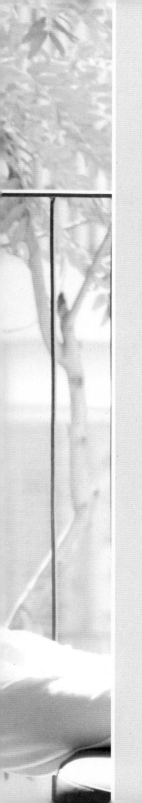

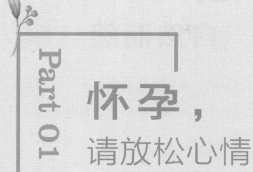

Part 01

怀孕，
请放松心情

　　"清心寡欲之人和，则得子定然贤智无病而寿。"说明了愉悦的心情有助于受孕。而现代女性往往把怀孕这件自然的事情弄得过分复杂，使原本轻松愉悦的备孕过程变得压力甚大。殊不知，心情的过度紧张会直接影响受孕。放松心情，是怀孕的第一招制胜法宝。备孕夫妻们要明白，该来的自然会来的，顺其自然，安心等待。

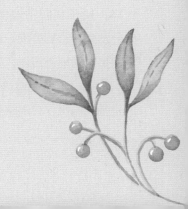

一、怀孕这件事，
自然而然

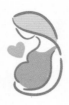

　　怀孕是女性与生俱来的、自然而然的功能之一，但是生个健康的宝宝却似乎成为许多备孕夫妻的一个大难题，他们总会把怀孕这件事看得比其他一切事情都重要。

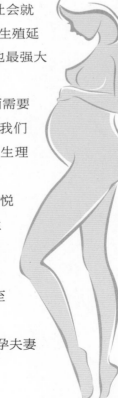

　　客观来说，生儿育女本是人类自然的功能，和吃饭一样的简单。吃饭和性是人类与生俱来的本能，从原始社会就可以看出人类对食物和生殖的崇拜。食物延续生命，生殖延续物种。所以吃饭和性就成了最基本、最原始，却也最强大的功能了。

　　我们从来不会考虑食品从口中进入，到身体里面需要经过多少消化吸收的过程，最后才能被排出体外。我们只会享受美食，而不去考虑食物消化吸收的复杂的生理反应。

　　同样地，在生儿育女这件事上面，只需要享受愉悦的性爱就可以了，不必过多地去考虑内分泌系统和生殖器官是怎么配合产生新生命。就像食物的消化吸收一样，精子和卵子总能按照既定的过程去会合、着床、发育，直到分娩。这个自然的过程，从几千年前至今都是自动地进行着，无需人为地干预。

　　因此，怀孕生育这件自然而然的事儿，也无须备孕夫妻们过多的担忧，只需享受过程，顺其自然。

二、怀孕，
计划不如静候变化

怀孕向来都是一件机缘巧合的事，它既不是想做就能立即做到的，也不是想逃避就可以逃避的。怀孕就像人们经常所说的"缘分"，缘分到了，宝宝也就降临了。

备孕夫妻们真正需要做的是，从决定怀宝宝开始，精心地备孕，从生理到心理都做好充足的准备，然后调整好心态，顺其自然地等待宝宝的来临。相反地，如果备孕夫妻在怀孕前就定下1~2个月内要怀上宝宝的计划，并把计划公诸于世，则会产生反效果。可以按计划怀孕的夫妻十分少，反而可能会使得备孕夫妻因为计划未能如期达成，而产生心理的挫败感和紧张感。加上计划公布出去之后，身边的亲朋好友难免会过问，这也会给备孕夫妻造成额外的压力。

如果初次怀孕就发生了自然流产或胚胎停育，往往备孕夫妻会十分沮丧，这同样是怀孕计划中不容出现的意外。对于这种情况，很多专业的医生也常常给不出明确的答案，找不到确切的原因，备孕妈妈们因此会产生恐惧。其实这样的意外可以理解为物竞天择。大多数的自然流产，尤其是早期流产，流掉的只是不可能健康发育的妊娠副品，这是减少先天性畸形的自然筛选现象。备孕夫妻们不用为初次怀孕就发生自然流产的意外而感到困惑和恐惧。

同样地，精心计划生个健康的宝宝，若发生自然流产，无疑对备孕夫妻的心理打击甚大。所以，正常的、健康的胚胎的到来，无须计划，只要孕前做好准备，安心等待就可以了。

三、紧张的情绪
会把宝宝吓跑

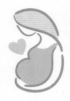

每年都有很多想要生宝宝的女性朋友，由于担心自己受孕的过程会出现问题，一直都处于郁郁寡欢的情绪当中。专家指出，有些时候受孕效果不佳，其实与心理、情绪是有很大关系的，所以在这里建议备孕妈妈们要放松自己的心情。

摒弃求子心切的焦急心理

女性朋友备孕时因害怕不能正常受孕使心理压力增大，导致过度焦虑，以致使孕育宝宝成了大难题。焦虑心理会影响体内激素水平，导致身体机能发生不正常的变化，反而不利于正常受孕。

如果备孕妈妈一直处于焦虑抑郁之中，应该积极调节紧张情绪，比如参加一些比较舒缓的瑜伽课程，通过运动调节心情，或是找时间外出旅游，让心情真正平静下来。焦虑抑郁的情绪不但使女性朋友不易受孕，即便受孕也会影响卵子质量，不利于胎宝宝的健康生长发育。

摒弃长期不孕的紧张心理

长时间没要上宝宝，有些备孕妈妈便会开始怀疑自己得了不孕症，使心情处于极度紧张的状态。但是精神过度的紧张，会诱发心理障碍，导致内分泌功能紊乱、排卵障碍，形成越想怀孕越难以怀孕的局面。

备孕妈妈们可以进行心理暗示，提醒自己"不孕"只是暂时现象。即便长时间不孕，你也不应该怀疑自己患有不孕症，而是应该到医院做一个全面系统的检查，确诊究竟是生理障碍，还是心理障碍导致的不孕，请医生对症治疗。

摒弃讳疾忌医的心理

女性朋友长时间备孕，却一直没传来好消息，心里满是疑问，却不敢去看医生，理由是不孕不育羞于启齿。

但是如果一味地讳疾忌医，逃避看医生，很容易形成不孕心理障碍症。久备不孕时，夫妻两人一定要端正心态，积极就医，如果只是心理障碍，通过调节情绪，很快便可怀上宝宝。

其实，不仅女性朋友的心理是需要被关注的，她们的丈夫也一样要注意自己的情绪，毕竟怀孕不是一个人就能够办到的事情，这是两人共同努力的结果。为了顺利怀上宝宝，享受到做准爸爸、准妈妈的幸福，建议备孕夫妻一定要保持积极、乐观的态度。

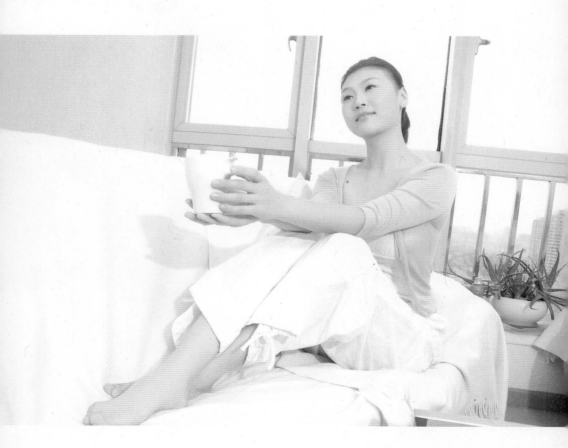

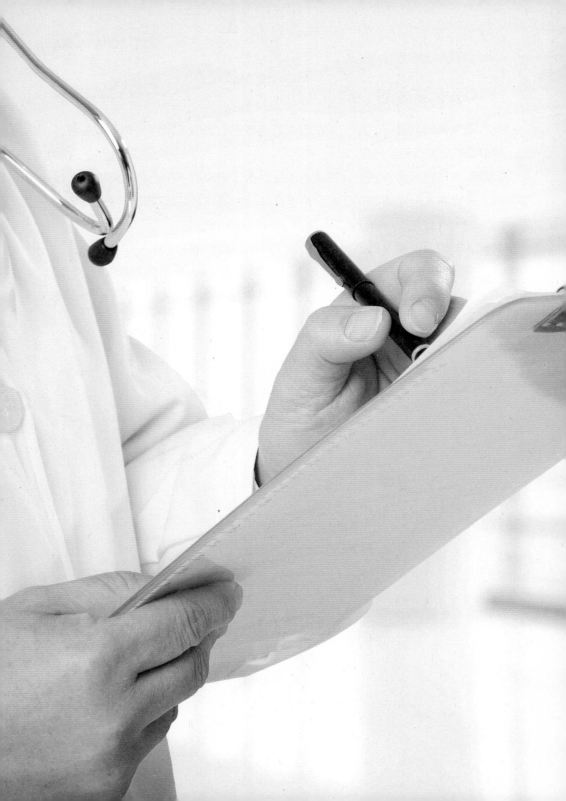

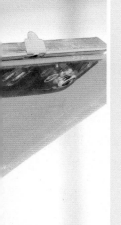

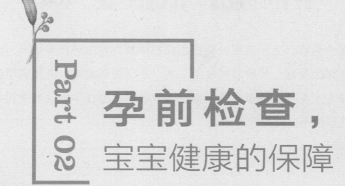

Part 02

孕前检查，
宝宝健康的保障

　　宝宝就像是上天赐予我们的天使，来之不易，又带给我们无尽的幸福。为了孕育最优质的宝宝，从夫妻双方决定要怀宝宝开始，就得着手做一系列的准备工作了。孕前检查，是孕前必做的准备之一。做好孕前检查，可以有效地避开遗传病等，确保备孕夫妻双方在身体处于最佳状态时怀上宝宝，给优生优孕开个好头。

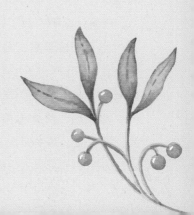

一、孕前检查很重要

很多女性在怀上宝宝后，会出现胚胎停育、自然流产等情况，而孕妈妈们通常也会有这样的疑惑：怀孕前月经很正常，连痛经都没有，身体素质都很好，为什么会保不住宝宝？其实很多时候，都是因为备孕夫妻在孕前没有做过孕前检查，没有在孕前就摒除不良的影响因素。

为了优生优孕，医生一般都会建议备孕夫妻双方在孕前做一个全面的身体检查。做好充分的准备，是孕育健康宝宝的第一步。

黄女士是一名上班族，准备生小宝宝时，她打算和先生一起先做个全面检查。于是黄女士事先在网上搜索了一套孕前检查指南——妇科常规检查、传染疾病检查和口腔疾病检查。一切工作准备妥当，第二天一早她和丈夫便直奔市内一家大医院。

一进诊室，医生简单询问了一下，并给她开了一大摞检查化验单，告诉她："检查去吧，回来我看结果。"黄女士简单瞄了一眼这些化验单，妇科常规检查的、化验血型的，还有检查传染病的，真是齐全。

做妇检时，医生明确地告诉黄女士："你一切都正常，没有任何妇科病。"她下了诊床准备离开时，医生好像想起来什么，问她："对了，你最好加查一项宫颈刮片。"明明一切正常，为什么还要加查项目呢？看到她疑惑的神情，医生很自然地说："你不都30岁了么，要警惕年龄问题啊。"黄女士一想，不说都正常了么，还查什么啊？算了，不查了。

出了妇检诊室，她又直奔抽血中心，准备做TORCH检测。挂号、排队、候诊，从8点折腾到了10点半。抽血中心的工作人员直接告诉她："TORCH检测是每天上午10点半之前做的，你已经过时间了，明天再来吧。"

两天后，黄女士和丈夫又来到医院，挂了一个普通门诊，直接做TORCH检测。抽完血，医生只说了一句："周三来领结果。"至此，除了口腔检查没做外，她已经完成了所有的孕前检查。

　　回到家，黄女士把所有的化验单都找出来看了一遍，彩超、妇科常规、TORCH五项、常规化验等，共花了四五百元。"孕前检查花钱我认了，可整个检查没有任何一个人告诉我，哪些检查项目是一定要查的，需要检查的有没有漏掉的。"黄女士想知道哪些是必检项目，可到底也没有向医生问明白。

　　其实黄女士检查的这些项目并没有超过正常范围，都是属于必检项目。接下来我们再来深入地了解一下备孕夫妻孕前检查的项目。

孕前必检项目

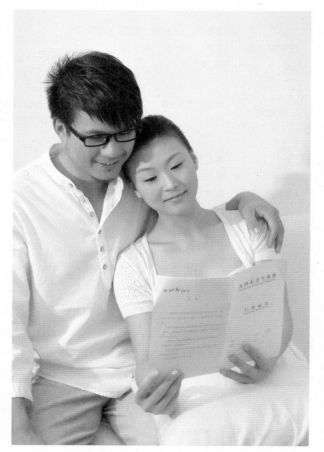

　　相对于顺利怀上胎宝宝，母婴健康更是我们共同努力的目标。体检是以最基本的身体检查为主，而孕前检查则主要针对生殖系统以及与其相关的免疫系统、遗传病史等方面的检查。一般，备孕夫妻孕前检查的最佳时间是准备怀孕前的3~5个月。孕前3个月左右，备孕夫妻可以考虑去医院检查是否患有乙肝病毒、风疹病毒、弓形虫、巨细胞病毒等。

　　以下是备孕妈妈们孕前要做的常规检查项目，以及特殊检查项目。备孕妈妈们先浏览一遍，心里就有底了。

备孕妈妈孕前3个月常规检查

检查项目	检查内容	检查目的	检查方法
身高体重	测出具体数值，评判体重是否达标	如果体重超标，最好先减肥调整体重，使其控制在正常范围内	用秤、标尺来测量
血压	血压的正常数值： 高压：小于140毫米汞柱 低压：小于90毫米汞柱	若孕前及早发现血压异常，及早治疗，有助于安全度过孕期	用血压计测量
血常规血型	白细胞、红细胞、血沉、血红蛋白、血小板、ABO血型、Rh血型等	是否患有地中海贫血、感染等，也可预测是否会发生血型不合等	采指血、静脉血检查
尿常规	尿糖、红细胞、白细胞、尿蛋白等	有助于肾脏疾患的早期诊断，肾脏疾病需要治愈后再怀孕	尿液检查
生殖系统	通过白带常规筛查滴虫、真菌感染、尿道炎症以及淋病、梅毒等性传播疾病，有无子宫肌瘤、卵巢囊肿、宫颈上皮内病变等	是否有妇科疾病，如患有性传播疾病、卵巢囊肿、子宫肌瘤、宫颈上皮内病变，要做好孕前咨询、必要的治疗和生育指导	通过阴道分泌物、宫颈涂片及B超检查
肝肾功能	包含肝肾功能、乙肝病毒，血糖、血脂等项目	肝肾疾病患者怀孕后可能会出现病情加重、早产等情况	静脉抽血
口腔检查	是否有龋齿、未发育完全的智齿及其他口腔疾病	怀孕期间，原有的口腔隐患容易恶化，严重的还会影响到胎宝宝的健康。因此，口腔问题要在孕前就解决	口腔检查
甲状腺功能	促甲状腺激素TSH、游离甲状腺素FT4、甲状腺过氧化酶抗体TPOAb	孕期可使甲状腺疾病加重，也会增加甲状腺病发生风险。而未控制的甲状腺疾病会影响后代神经和智力发育	静脉抽血

备孕妈妈孕前特殊项目检查

检查项目	检查目的
乙肝病毒抗原抗体检测	乙肝病毒可以通过胎盘引起宫内感染或者通过产道引起感染，可能会导致胎宝宝出生后成为乙肝病毒携带者，做此项检测可让备孕妈妈提早知道自己是否携带乙肝病毒
糖尿病检测	备孕妈妈怀孕后会加重胰岛的负担，可能会出现严重并发症，因此备孕妈妈要做空腹血糖检测，有糖尿病高危因素者要进行葡萄糖耐量试验
遗传疾病检测	为避免下一代有遗传疾病，备孕夫妻有一方有遗传病史的需要进行相关检测
性病检测	艾滋病、梅毒等性病具有传染性，会严重影响胎宝宝的健康，做此项检测可让备孕妈妈及早发现自己是否患有性病
ABO、Rh血型检查	了解备孕夫妻双方血型，尤其是当备孕妈妈为Rh阴性血、备孕爸爸为Rh阳性血时，孕期要监测胎儿溶血问题
脱畸（TORCH）检查	检查备孕妈妈是否感染弓形虫、风疹病毒、巨细胞病毒、单纯疱疹病毒等，备孕妈妈一旦感染这些病毒，怀孕后可能会引发流产、死胎、胎儿畸形、先天智力低下、神经性耳聋等
染色体检查	有不良孕产史，或家族有遗传性染色体疾病，或双方有染色体异常者可进行基因检测分析

备孕爸爸也要做孕前检查

除了备孕妈妈需要去医院做详细的孕前检查，备孕爸爸也一定不能逃避这个责任。孕育健康的宝宝，优质的精子是至关重要的。备孕爸爸主要是检查生殖系统、前列腺和精子等，通过这些检查可以了解自身性功能如何，以及性器官发育是否正常。

—— 备孕爸爸检查项目 ——

检查项目	检查目的
血常规、血型	检查有无贫血、血小板少等血液病，ABO、Rh血型等
血糖	检查是否患有糖尿病
血脂	检查是否患有高血脂
肝功能	检查肝功能是否受损，是否有急（慢）性肝炎、肝癌等肝脏疾病的初期症状
肾功能	检查肾脏是否受损，是否有急（慢）性肾炎、尿毒症等疾病
内分泌激素	检查体内性激素水平
精液检查	了解精液是否有活力或者是否少精、弱精。如果少精、弱精，则要进行治疗，加强营养，并戒除不良生活习惯，如抽烟、酗酒、穿过紧的内裤等
男性泌尿生殖系统检查	检查是否有隐睾、睾丸外伤、睾丸疼痛肿胀、鞘膜积液、斜疝、尿道流脓等情况，这些对下一代的健康影响极大
传染病检查	如果未进行体格检查或婚检，那么肝炎、梅毒、艾滋病等传染病检查也是很有必要的
全身体格检查	全身检查及生育能力评估

如果备孕夫妻有正常规律的性生活，没有避孕，但是长达2年或更长的时间都没有怀上宝宝，那就要上医院检查不孕的原因了。经过检查，许多不孕、胚胎停育或自然流产的情况，原因在于男方有无精症、少弱精症或者畸形精子症。这就使得备孕夫妻双方都应该在孕前进行详细的身体检查，查清楚是否患有生殖系统疾病，或自身是否适合怀孕。

孕前不偷懒，怀上宝宝才没有烦恼。

二、聪明宝宝来自
良好的子宫环境

　　每一对夫妻都希望能生出聪明的宝宝。为此，很多备孕夫妻在孕前就对宝宝的智力问题非常关心，希望能提早为提高宝宝的智力做好准备。那么，宝宝的智力高低究竟取决于什么？

　　有科学家研究发现，人的智商并不完全由遗传基因决定，胎宝宝在母体中孕育时，便会受到重要的影响。孕妈妈的子宫环境，很大程度上决定了胎宝宝未来的智力水平。

　　同卵双生子有共同的基因，在共同的子宫里被孕育，并且生活在同一个家庭里。但是同卵双生儿智商的相似不完全是由于他们共享了遗传基因和生活环境，而是胎儿期共有母体的"子宫环境"。在同一个子宫中，胎儿的脑部得到了最关键的生长发育，由此造成了双生儿之间相等的智商和相似的思维。

　　据统计，遗传基因对智力的影响占48%左右，其余52%是由环境决定的。这里的环境便包括了母体的"子宫环境"。从这也可以看出，给胎宝宝营造良好的子宫环境，对优生优孕来说，显得格外的重要。备孕妈妈们从孕前就要注意多补充营养，远离烟酒和有毒物质、有害气体。子宫环境健康，胎宝宝的身体健康和智力发育也会赢在起跑线上。

三、TORCH优生五项你知道吗？

备孕爸爸妈妈们要在孕前将风险降到最低，把可能患上的疾病扼杀在"摇篮"之中，为宝宝日后的健康撑起一片蓝天。除了要检查身体、提前看牙之外，备孕爸爸妈妈们还有一项重要的任务不能忽视，那就是做好TORCH检查。

TORCH检查的中文名为"优生项目检查"，又名"优生五项""致畸五项"。1971年，美国学者经研究，将引起孕妇子宫内胚胎感染而导致流产、发育异常以及先天性畸形的病原体英文名词的首字母组合在一起，便有了TORCH一词。备孕妈妈们在孕前一定要进行TORCH检查，确认自己的免疫状态良好，做到明明白白怀孕、安安全全优生。

> **TORCH 是一组病原体：**
> T 即弓形虫（Toxoplasma）
> O 即其他病原体（Others）
> R 即风疹病毒（Rubella Virus）
> C 即巨细胞病毒（Cytomegalo Virus）
> H 即疱疹病毒（Herpes Stmplex virus）

TORCH五项危害大

优生五项之所以显得尤其重要，是因为这几种病毒具有很大的欺骗性。即使母体感染了这几种病毒，也没有什么明显的不适感，更不会表现出特别的症状。但是备孕妈妈们在孕前或孕期，一旦感染了这几种病毒，就会给胎儿造成极大的伤害。孕早期很容易出现流产和胚胎停育的悲剧；孕后期也会容易导致流产，或胎儿先天缺陷及发育异常。

备孕妈妈们对TORCH五项真所谓"谈虎色变"，但正是由于它与胎儿的健康有着密切的联系，所以我们应该将这项检查安排在孕前进行。孕前检查出问题的，备孕夫妻们有充足的时间进行调整。倘若在怀孕后才检查出问题，就会使孕妈妈、

TORCH五项危害：
◎弓形虫会引起脑内钙化、小脑积水；◎其他病原体会引起胎膜早破、宫内发育迟缓；◎风疹病毒会引起白内障、心脏畸形；◎巨细胞病毒会引起小头畸形、脑内钙化；◎疱疹病毒会引起角膜结膜炎、皮肤水疱。

家人和医生都处于左右为难的境地，无论是选择保住胎儿，还是选择终止妊娠，都是十分痛苦的决定。

教你看懂TORCH五项检验报告单

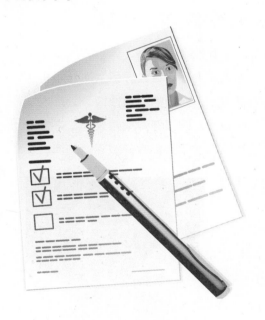

医院目前主要采用酶联免疫法测定血清抗体的方法来诊断备孕女性是否感染了这五种病毒。那么，如何看懂TORCH 血清学检验报告单，清楚地知道自己的检测结果呢？下面就告诉你一个小妙招。

TORCH筛选包括IgG（以往感染TORCH的情况）和IgM（近1~2月感染TORCH的情况）两种抗体。一般来说，如果IgG呈阳性，则表示备孕女性过去被感染过，目前对胎儿不会造成太大影响。如果IgM呈阳性，则表示备孕女性近1~2个月被感染，可能会导致胎儿畸形。

在我国育龄妇女中，大部分女性的风疹和巨细胞病毒IgG为阳性。所以有的备孕女性一看到报告单上有阳性，就有点紧张害怕。现在了解了这些知识，就可以避免不必要的担心了。

四、口腔检查别忘记

除了检查以上的必备项目之外，备孕妈妈们通常会将孕前口腔检查遗忘，她们大多有这样的疑惑：为什么做孕前检查，还要查口腔呢？因为人体是一个完整的系统，如果口腔出现问题，肯定也会影响到其他的器官。在怀孕期间更是如此，口腔疾病会危害胎宝宝的正常发育。所以孕前去医院看看牙，既保证牙齿的健康，也是备孕妈妈们安全度过孕期的前提之一。

牙龈炎和牙周炎

女性在怀孕后，体内的雌激素水平明显上升，这会导致女性牙龈中血管增生，血管的通透性增强，易引发牙龈炎，即"妊娠期龈炎"。许多备孕妈妈在孕后都有牙龈不适的情况发

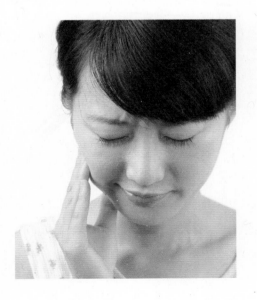

生，正所谓"牙疼不是病，疼起来真要命"。

研究显示，孕前未患牙龈炎的女性，怀孕之后患妊娠期龈炎的比例和严重程度均小于在孕前就有牙龈炎或是牙周炎症状的女性。而在孕前就患有牙龈炎或是牙周炎的女性，怀孕后炎症会加重。牙龈出现增生、肿胀、出血，个别的牙龈还会增生至肿瘤状，这被称做"妊娠期龈瘤"。孕妈妈患妊娠期龈瘤后，牙齿极易出血，严重的话还会对饮食造成影响，对自身和胎宝宝的健康不利。

女性在孕前患有中、重度的牙周炎，若不治愈，怀孕后生出早产儿和低体重儿的概率也会大大增高。因此，女性在孕前一定要做好牙龈炎和牙周炎的检查和系统治疗。

✿ 口腔卫生

　　孕期口腔常见病和女性口腔卫生状况密切相关，备孕妈妈们一旦下定决心要怀宝宝，在孕前就一定要到口腔科做一次彻底的口腔检查，并接受医生的健康指导。比如，如何正确地刷牙，如何正确地使用牙线以及孕前若患有口腔疾病，何时进行治疗才安全等问题，以保证孕期牙齿健康。

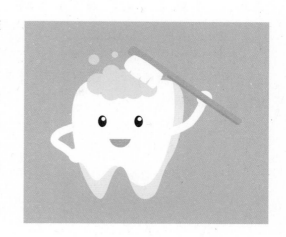

✿ 蛀牙

　　孕期生理的改变、饮食习惯的变化以及对口腔护理的疏忽，常常会加重蛀牙病情的发展。一旦发生急性牙髓炎或根尖炎，不但会给孕妈妈带来极大的痛苦，而且服药不慎还会给胎儿带来不利影响。

　　另外，备孕妈妈如果患有蛀牙，怀孕后生出的小宝宝患上蛀牙的可能性也会大大增加，因为母亲是婴儿口腔中蛀牙细菌的最早传播者。

　　及时治疗蛀牙，无论是对备孕妈妈自身，还是对未来的宝宝，都是大有益处的。

✿ 阻生智齿

　　阻生智齿是指口腔中最后一颗磨牙（后槽牙）由于受颌骨和其他牙齿的阻碍，无法完全萌出，导致部分牙体被牙龈覆盖，以下颌第三颗磨牙最为常见。由于阻生智齿的牙体和牙龈之间存在较深的间隙，易积留食物残渣，导致细菌滋生、繁殖而引起智齿冠周炎。

　　智齿多在18岁以后萌出，且智齿冠周炎又最容易发生在20~35岁，这个年龄段刚好是大多数女性怀孕的时间，因此要想在孕期防止此病的发生，应在孕前将口腔中阻生智齿拔除。

五、疫苗注射，最后一道防护

备孕妈妈们在孕前做完身体检查、口腔检查、TORCH五项检查，还有最后一件事——注射预防针。进行相关的孕前接种，可以保证受孕后胎宝宝的正常发育，减少病残儿的出生。

接种疫苗前应进行相关病原体感染的检测，并根据检测结果决定是否需要接种。由于疫苗接种后，一般需要3~6个月后体内才能产生抗体，在此期间若感染了病毒，机体尚未产生免疫力，病毒感染依然可导致胎儿畸形。

麻疹、风疹、流行性腮腺炎、水痘都是由病毒感染引起的疾病，传染性强。感染麻疹、风疹病毒除引起发热、皮疹外，还可并发中耳炎、肺炎、关节炎及脑炎，严重的可致命。流行性腮腺炎病毒可侵犯睾丸和卵巢，可能导致成人后不孕不育。如果孕妈妈在怀孕时感染了风疹病毒，胎儿流产和畸形的比例会相应增加。儿童感染水痘病毒除初次引发症状外，成人后还可因免疫力降低而再次引发带状疱疹，令人疼痛难忍。

因此，备孕妈妈们要意识到，注射预防针是非常有助于优生优孕的。

孕前接种疫苗提醒：
①一般来说，建议接种疫苗后至少间隔3个月再怀孕。②风疹疫苗在怀孕前和怀孕后3个月以内为绝对禁忌，最好接种半年后再怀孕，因为注射后就相当一次风疹感染，如果受孕，对胎宝宝不安全。③孕期前3个月，无论活疫苗还是死疫苗，都不要接种。④曾有流产史的备孕妈妈，不宜进行任何接种。⑤备孕妈妈还可选择注射破伤风疫苗，它对胎宝宝没有什么不良影响，比较安全。

孕前疫苗接种一览表

对于某些传染性疾病，最直接、最有效的方法就是注射疫苗。目前，我国还没有专门为女性设计的怀孕免疫计划。但专家建议备孕女性在孕前最好能注射以下几种疫苗：

疫苗	前因后果	接种时间	免疫效果	幸"孕"提示
风疹疫苗	孕期感染风疹病毒，孕早期会出现先兆流产、流产、死胎等严重后果，也可能会引发胎儿在出生后先天性畸形、先天性耳聋等	孕前3个月	疫苗注射的有效率约为98%，可达到终身免疫	注射之前先去医院抽血检验，看看自己是否已经有抗体，若有则不用注射
乙肝疫苗	乙肝病毒通过胎盘屏障直接感染给胎宝宝，还可使胎宝宝发育畸形	孕前9~10个月开始注射，即从第1针算起，在此后1个月注射第2针，在6个月时注射第3针。若备孕女性在3年前注射过乙肝疫苗，此时只需打一针加强针就可以了	免疫率可达95%，免疫有效期在7年以上	注射此种疫苗前先行在社康或医院做乙肝两对半检查。若无抗体则此种疫苗需注射3次才有效
甲肝疫苗	孕妈妈在妊娠期负担加重，对病毒的抵抗能力减弱，极易受到感染	孕前3个月	免疫时效可达20~30年	备孕期避免经常在外边吃饭
流感疫苗	孕期感染流感病毒，容易导致孕妈妈抵抗力下降	孕前3个月	一年左右	对鸡蛋过敏者，不宜注射
水痘疫苗	孕早期感染水痘，可导致胎儿患先天性水痘或新生儿水痘；在孕晚期感染水痘，可能导致孕妈妈患严重的肺炎甚至威胁到孕妈妈的生命	孕前3~6个月	终身免疫	注射之前先去医院抽血检验，看看自己是否已经有抗体，若有，则不用注射

六、备孕期，药不能乱吃

　　俗话说"是药三分毒"。对于准备怀孕的夫妻而言，药物是优生的一大杀手。在用药期间，如果女性一不小心怀上了，这可能真是"要命"的事儿——不少女性就是因为服药期间意外怀孕而不得不流产。因此，若打算怀孕，一定要谨慎用药。

　　今年32岁的余曼患有子宫内膜异位症。之前去做孕前检查时，医生就告诉余曼，她比正常妇女的受孕概率要低一些。结婚后，渴望要孩子的她一直没有避孕。不久前，余曼因皮肤病复发，于是涂用了几天以往也使用的抗真菌药物斯皮仁诺，病情好转后，余曼也发现自己怀孕了。

　　心怀喜悦的她无意中看到斯皮仁诺的药物说明书有"孕妇忌服"的字眼，余曼忐忑不安地到处咨询医生，胎儿会否畸形？像她这样年龄偏大，受孕率又低的妇女是否应该保留胎儿？

　　当余曼得知，斯皮仁诺在动物试验中被证实有致畸的危险，而在人类中还没有相应的实验数据。用药的风险难以评估，经再三衡量，余曼仍然决定保留

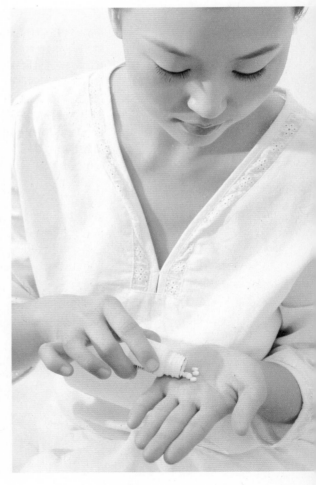

胎儿。但此后，在整个妊娠期间，令人愉快的怀孕体验已被担忧所代替。

女性孕前、孕期滥服药物危害无穷

女性在孕前和孕早期服用药物，对胎儿的影响尤其大，其具体危害如下：

受精前到妊娠第3周：受精前到受精后的3周内，如果受精卵受到药物影响，会在着床前被自然淘汰，引起自然流产。

妊娠3~7周末：胎儿的细胞分裂加速，中枢神经形成，心脏、眼睛、四肢等重要器官也开始形成，极易受药物等外界因素影响而致畸，属致畸高度敏感期。

妊娠8~11周末：这一阶段同样也是胎儿器官形成的重要时期，主要是手指、脚趾等小部位器官的形成期，因此受药物影响不会像前3周那么大，但是用药时还是要慎重对待。

妊娠12~15周末：药物引起异常的可能性相对很小，但依然存在，而且这个时期胎儿的外生殖器还未形成，因此女性对于激素的使用要特别注意。

妊娠16周到分娩：这个时期，胎儿各个器官的原始胚芽已存在，但器官处于发育过程中，若此时乱用药物，则易使器官发育出现畸形，严重时可能会引起流产或早产等。

备孕期男性服药也会对胎儿产生不良影响

通常，人们对女性使用药物普遍比较慎重，而对男性用药却不太注意，尤其是在怀孕前。然而，不少药物对于男性的精子也有很大的损害。

备孕男性在孕前切忌乱用药物，这是因为很多药物，如抗癌药、咖啡因、吗啡、类固醇、利尿药、抗组织胺药等，会对男性的精子质量和生殖功能造成一定程度的损害，有些药物还会导致新生儿缺陷、宝宝发育迟缓、行为异常等。另外，植物中的石竹科满天星、肥皂草、象耳草等，由于它们中的皂苷成分有杀精作用，朱槿花、吊灯花等植物成分对睾丸、附睾和精囊有较强的抑制作用，且会阻碍生精过程，故育龄男性都不宜服用这类草药、中成药。

此外，如果男性的睾丸中的精液含有药液，也能通过性生活进入女性阴道，经阴道黏膜吸收后，进入血液循环影响受精卵，会使低体重儿及畸形儿的发生率增加。建议备孕男性在孕前2~3个月，须少用或不用毒性大的、在体内易蓄积的药物。

孕前用药需格外注意

在孕前用药要注意以下几个要点，避免对受孕和胎儿造成不利影响。

慢性病患者停药听医嘱
备孕女性若患有慢性疾病，如高血压、癫痫症、糖尿病、哮喘等，需长期服用某种药物，在怀孕前一定要先咨询医生，并由医生确定安全的受孕时间。

女性孕前禁用药
备孕女性在孕前禁服影响女性生殖细胞的药物，如部分抗生素、抗癌药、部分激素等。

禁用部分药物
备孕夫妻在孕前都应避免使用解热止痛药、环丙沙星、氯丙酸、利福平、酮康唑等药物，以免对卵子的受精能力造成一定影响。

用药看清"孕妇忌服"
备孕女性在孕前如需自行服药，应禁服药物标志上有"孕妇忌服"字样的药物。

孕前切莫服用安眠药

安眠药对男女双方的生理功能和生殖功能均有不同程度的损害。男性服用安眠药可使睾丸酮生成减少，易导致阳痿、遗精及性欲减退等，从而影响生育能力。女性服用安眠药则可影响下丘脑功能，引起性激素浓度的改变，表现为月经期间无高峰出现，造成月经紊乱或闭经，并引起性功能障碍，从而影响受孕能力，造成暂时性不孕。

为了避免影响双方的生育能力，新婚夫妻或准备怀孕的备孕夫妻千万不要服用安眠药。如果发生失眠现象，最好采取适当休息、加强锻炼、增加营养、调节生活规律等方法来解决，从根本上增强体质，不能靠服用安眠药来维持睡眠。

长期服药者停药后切莫立即怀孕

有些备孕女性身体有病，需要长期服用某种药物，如抗生素、抗精神病药、激素、抗癌药、抗癫痫病药物等，这些药物会对生殖细胞产生一定程度的影响。卵子从初期卵细胞到成熟卵子约需2周时间，在此期间，卵子最易受到药物的影响。因此，建议长期服用药物的备孕女性千万不要在停药后立即怀孕。一般来说，备孕女性停服药物20天后受孕就不会对下一代造成不利影响。但是，各种药物的作用，在人体代谢的时间以及对卵细胞的影响各不相同，有的药物的影响时间可能要长于20天。因此，建议长期用药的女性在计划怀宝宝前，最好请医生指导，然后再确定怀孕的时间。

了解了备孕期用药之后，这个章节也接近了尾声，相信备孕爸爸妈妈们对于孕前必做的准备工作都有了充分的了解。为了优生优孕，为了宝宝能赢在起跑线上，不要偷懒，未雨绸缪才是正确、积极的态度。

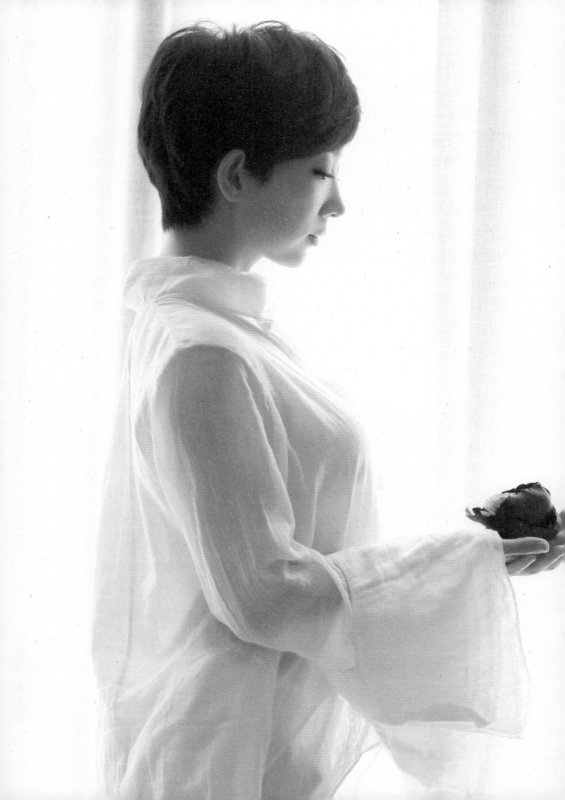

Part 03

卵泡，
生命开始的地方

　　卵泡就像是河流的源泉一样，没有健康的卵泡，就没有生命。没有卵泡，还谈何备孕，谈何受孕呢？女性最基础的生殖能力就是排卵，只有排出成熟而合格的卵子，才能和精子顺利结合形成受精卵。如果排卵出现问题，不先疏通，那么后续的准备工作做得再好，也等于白搭功夫。对于备孕的问题，要釜底抽薪，不可本末倒置。

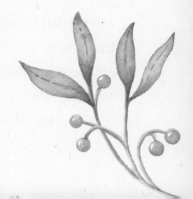

一、关于卵泡，你知道多少

女性一生中约排卵400多个，但是一般来说，女性对于卵泡又有多少了解呢？

卵泡是生命的最开端

女性的子宫深藏在盆腔中，两侧各有一条输卵管，输卵管的另一头是白色的、如拇指指头大小的卵巢。育龄女性的卵巢有两个，这对小小的器官所肩负的重大使命之一就是——掌管女性一生所有的卵子的产生和释放。卵巢是由很多卵泡组成的，表面凹凸不平，一个女性终其一生可以为之利用的卵子都在这里面静静地等候着。

根据卵泡发育过程的形态和功能变化，可分为原始卵泡、初级卵泡、次级卵泡和成熟卵泡四个阶段。女性的原始卵泡是与生俱来的，新生儿两侧卵巢就有70~200万个原始卵泡，到青春期约有4万个原始卵泡。从青春期开始，卵巢在垂体周期性分泌的促性腺激素的影响下，每隔28天左右就有1个卵泡发育成熟并排出1个卵子，左右卵巢交替排卵。卵泡只有在促性腺激素的作用下才能发育成熟。

最新的研究证明，卵泡从原始阶段发育至成熟卵泡大概需要3个月经周期，而这个过程需要经历8个等级，只有当卵泡发育到20毫米左右，才能在黄体生成素的促发下排出卵子。当然不是每一个卵泡都能发育到成熟阶段，在卵泡长到10毫米以上时，就有可能发生异常的变化。

超声显像对检测卵泡发育和有否排卵提供了一项有效的方法，对卵泡发育的异常和各种排卵障碍能比较明确地进行诊断。临床上最常见的异常有卵泡发育不良和无卵泡发育。有些备孕女性想通过做B超监测来观察体内卵泡的发育情况，以便更准确地算出排卵日。那么应该选择在接近排卵日的时候再去做，此时的卵泡发育速度比较快，监测效果更显著。

排卵过程

　　从排卵到着床一般需要6~10天时间，这是怀孕必不可少的环节。月经来临前，为了使原始卵泡发育成成熟卵泡，脑垂体会分泌促卵泡激素（FSH）。接收到促卵泡激素的指令后，卵巢内大概有20个原始卵泡开始成长。当接近排卵期时，成长到20毫米左右的卵泡成为优势卵泡，此时脑部会分泌黄体生成素（LH）。黄体生成素会刺激卵巢雌激素分泌，使卵泡成熟并穿过卵巢外皮排到腹腔中，之后卵泡破裂，卵子从卵泡中脱离并排出来。这就是排卵的全过程。排出的卵子会被输卵管伞端吸附住，并被送往输卵管中，静候精子的到来。

　　排出卵子的卵泡此时就形成了黄体，并分泌雌激素和孕激素，使得子宫内膜不断增厚，为受精卵着床做准备。而如果卵子在排出24小时后还没有受精，则会自然死掉。排卵后14天左右，卵巢激素降低，子宫内膜崩溃、出血、逐渐脱落，由子宫里流出来，这就是月经。

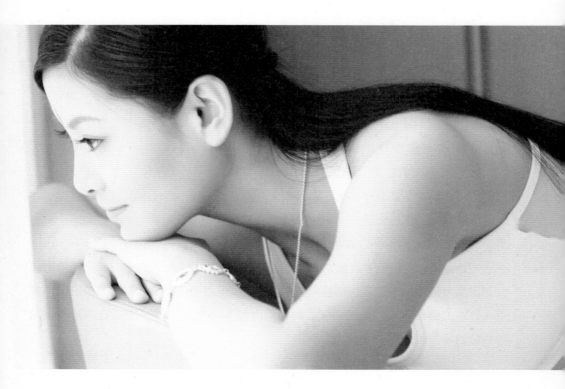

正常排卵才能更好地受孕

卵泡发育不良，不能正常排卵或者排出的卵子质量不好，都会影响正常的受孕生育。因为只有卵泡发育成熟，功能才会健全，排出的卵子才会成熟健康。如果卵泡发育不良，强行在短期内运用促排卵药，强制其排卵，虽然卵子也能排出，但由于这样排出的卵子发育不成熟，所以不能正常地受孕。即便精卵结合，也会容易出现流产、死胎等情况。卵泡的正常发育成熟需要一个时间和过程，更需要一定的温化作用。就像万物在发育生长阶段，需要足够的时间和过程，更重要的是需要足够的温煦气化，这样才可以发育成熟。生殖系统也一样，卵泡在没有正常发育成熟之前，短期内强制其排卵，就像拔苗助长，结果往往会适得其反。

如果卵泡的生长速度与程度正常，应选择排卵期受孕。排卵后12小时之内，卵子的受精能力最强，15~18小时内仍有受精能力，24小时后受精能力丧失。正常射精后精子进入子宫腔能存活2~3天，但其生殖能力仅能保持1~2天；未进入宫腔而滞留在阴道内的精子，其存活时间不超过24小时。所以受精时间应在排卵后24小时以内。

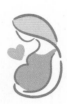

二、黄体功能决定着
卵泡发育

　　备孕妈妈们应该要知道，黄体对于怀孕是必不可少的。前面已经提到，如果要顺利怀孕，必须有排卵，而排卵后的卵泡则会转化为黄体。所以黄体和怀孕二者之间存在着必然的联系。黄体不足会导致黄体期出血、受精卵着床障碍、不孕、习惯性流产。正常黄体功能的维持，有赖于下丘脑-垂体-卵巢性腺轴功能的完善，不仅黄体期，卵泡期出现异常也会致使黄体功能障碍。

👣 黄体功能不全

　　在妊娠的头3个月，黄体功能尤为重要。这个阶段黄体分泌高水平的激素，可使子宫内膜增生、肥厚，为胚胎种植提供有利的环境。黄体功能不足的女性，排卵后4~5天黄体就开始萎缩，月经的后半期也相应缩短。通常，这种月经周期雌激素也相对不足，子宫内膜发育不良，因而受精卵无法种植。

　　黄体功能不全是指黄体分泌的雌激素、孕激素不足，子宫内膜的分泌性变化不充分。一般认为，黄体功能不全与下列因素有关：

> - 卵泡期促卵泡激素分泌不足，卵泡液中促卵泡激素和雌二醇低值。
> - 排卵期黄体生成素峰不充分。
> - 黄体期黄体生成素分泌不足或其脉冲式分泌不充分。
> - 子宫内膜细胞甾体激素受体异常，对黄体分泌的激素反应性低下，即使黄体功能正常，也会使内膜发育不良。

黄体功能不全其实有两种表现： 即黄体功能不足和黄体萎缩不全。

黄体功能不足是指有排卵，但黄体发育不良，过早衰退，分泌孕激素不足。有时不能支持子宫内膜，会引起不规则脱落而出血。通常在月经前几日出现阴道的少量出血，基础体温测定高温期少于12天，或者体温涨幅小于0.5℃。黄体功能不足的临床表现为：

- 黄体素分泌不足造成月经周期缩短。

- 常于月经前数天就有少量的阴道红色分泌物流出，才再正式地来月经。

- 虽然基础体温是双相，但呈阶梯形上升或下降，黄体期缩短到10~12天。

- 假若怀孕，多数患者会早期流产，少数患者有不孕症。

黄体萎缩不全多由孕酮分泌量不足、分泌时间却延长引起的，黄体功能不足以表现，所以黄体功能持续过久，黄体不能按期萎缩退化或不完全退化，仍持续分泌"少量"的孕激素，使得子宫内膜不能按正常的时间剥落。黄体萎缩不全的临床表现为：

- 月经周期正常，但经期延长，可达9~10天甚至更长，但量不太多。

- 有些会出现排卵期出血（两次月经中间的少量出血）和伴有下腹痛。

- 基础体温双相但下降缓慢，往往在经期还未降至正常增殖期水平，即经期仍在体温高温期。

如何判断黄体功能好不好

　　孕激素是黄体产生的，因此黄体功能可以用孕激素水平的高低来判断。孕激素分泌得多，说明黄体功能好；孕激素分泌得少，则说明黄体功能不足。备孕妈妈如果想知道自己黄体的状态好不好，可以选择在黄体期，即排卵后的7~8天去医院做性激素检查，此时的孕激素水平最高。

　　如果觉得上医院很麻烦，也可以通过测量基础体温来判断自己的黄体功能。从基础体温曲线的走向也可以看出孕激素的波动水平，如果高温比低温高出0.3℃以上，高温的天数保持12天左右，从低温升到高温时速度很快，在高温区的体温不会上下激烈波动，那么恭喜你，黄体功能很正常。不符合上面条件之一的，就说明黄体功能存在一些问题。

体内黄体不足怎么办

　　备孕妈妈一旦发现自己的黄体不足，通常都会很着急。那么如何才能补充黄体？在食品中很难找到一种含有孕激素的。上医院求助医生，医生通常会采取激素疗法来补充黄体。不过，激素疗法只是治标不治本的方法，只能解决这一个卵泡的问题，等到这个卵泡破裂排出卵子，激素疗法的作用也走到终点，不会影响下一个卵泡的发育。

　　所以，备孕妈妈们想要加强黄体，就要从源头做起：有一个发育良好的卵泡，才会有一个良好的黄体。而想要发育出良好的卵泡，备孕妈妈们体内就必须要有良好的雌激素分泌。

三、有月经 就具备生育能力吗

　　月经是每个女性都必须经历的生理过程，从初潮到停经，伴随着女性的青春期，直至更年期。月经是重复的生理现象，月经的产生离不开激素。

　　随着年龄的增加，女性体内的雌激素水平提高，小女孩进入青春期，大概在13~15岁第一次来月经。激素有规律的周期性变化，形成了有周期规律的月经。

　　月经周期是指从月经的第一天到下次月经开始的前一天这段时间内。在每个月经周期，卵巢都会排卵，释放出一个成熟的卵细胞。通常，女性的排卵发生在月经周期的中期。一般情况下，月经周期在21~35天这个范围内，且月经规律、周期长短变化保持在7天内，那么就可以认为月经是正常的。大部分女性的经期持续时间为3~5天，但只要月经周期的天数基本相同或能够间隔相同时间，那么经期持续的具体天数并不重要。

　　月经出血量总量为50~80毫升，多于80毫升则有可能是病理现象。月经的血色为暗红色，成分为血液、子宫颈黏液、破碎的子宫内膜组织和脱落的阴道上皮细胞等，子宫内膜中的纤维蛋白溶解酶使月经血呈液态，不致凝固。

　　但并非有了月经就等于具备了生育能力，在初潮后的几年里较常见到无排卵的周期，于是在此期间其间隔期最长，且变动最大。无排卵的月经期间是没有生育能力的。这是因为女性的下丘脑–垂体–卵巢性腺轴的各器官正处于磨合阶段，各激素之间的相互影响尚不协调，所以初潮以后的月经没有规律。直到卵巢中出现正常的卵泡发育，有正常的卵子排出，才形成有排卵月经，月经周期才有规律可循，才具备真正意义上的生育能力。

四、有月经
也可能不排卵

如果月经有规律，两次月经间隔在20~40天之间，经期持续时间为3~7天，血量中等，那么一般都属于有排卵月经。

如果没有排卵，卵泡就不会转化成黄体，则不会有孕激素，子宫内膜就仅仅依靠雌激素的支持。而雌激素是没有规律的，子宫内膜的剥落只能取决于雌激素水平的波动。只有当雌激素水平下降，子宫内膜才剥落形成月经。于是月经也表现出无规律性，此时就形成了无排卵型月经。

无排卵型的月经失调

如果育龄女性找不到月经规律，长期月经不调，则其受孕机会相对于月经正常的女性而言少了许多。月经不调又称功能失调性子宫出血，简称功血。无排卵型功能失调性子宫出血临床表现为经期出血量过多，持续时间过长，间隔时间时长时短、不可预计，出血量不多但淋漓不止。

有些女性把无排卵型月经不调看成小病，殊不知，无排卵型月经不调乃是女性性腺轴或者是子宫出现问题的一个重要标志。受孕的顺利进行依赖于性腺轴功能的正常发挥，而当性腺轴异常而引起女性无排卵型月经不调时，就会影响受孕。另外，如果女性的子宫发育有异常或者是子宫病变，即使下丘脑-脑垂体-卵巢轴功能正常，也有可能会出现闭经或月经不调等问题而影响受孕。

女性一旦出现无排卵型月经失调，首先应该先排查全身或内外生殖器的器质性病变，以便对症下药。一般来说，引起女性月经不调的全身性疾病包括血液病、肝病、甲状腺疾病、肾上腺疾病等；内外生殖器病变有子宫肌瘤、子宫内膜癌、子宫内膜息肉等。

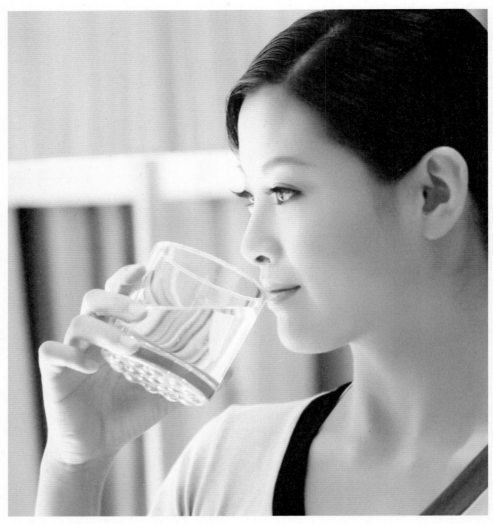

　　备孕女性可以通过B超检查、宫腔镜检查、子宫内膜病理检查来进行诊断，视情况而采用手术、宫腔镜下子宫内膜息肉摘除或药物治疗等方式。如果检查结果显示备孕女性没有全身和生殖器的器质性病变，那么，月经不调多数是由神经内分泌机制失常引起的。此时治疗的方法和宗旨就是让其恢复正常的排卵，有了排卵则月经就会有规律性。

观察自己是否月经不调

月经不调表现为月经周期或出血量的异常，通常与内分泌功能失调、卵巢、器质病变或药物、精神压力、饮食相关。一般月经不调分为两大类，一类是由神经内分泌失调引起的，另一类主要是生殖器官的一些性质变化引起的，包括生殖器官的炎症，最好是能够及时到医院检查。

⬤ 观察月经的周期

每个女性的月经周期都是有规律性的，如果突然赶前、错后很多天，而且有不舒服的感觉，应及时检查是否是月经不调的症状。但是，应该说明，月经来潮的头一二年或接近更年期，间隔天数往往不那么准确，这一般不属病态。

⬤ 观察月经的颜色

正常的月经多为暗红色。如果月经呈鲜红、咖啡色，质清淡而色黄，或像屋漏状发黑者，从中医角度看是气虚、有寒或有热之故。它常可以通过注意经期卫生而缓解或经中医中药治疗而愈。

⬤ 观察月经的性状

正常的月经血是不凝固的，稍带粘性，里边间或可见白色粘块（为子宫内膜碎片）。如果月经血又粘又稠，或清利如水，或血块大而坚硬，中医认为是瘀血之故，是常见月经不调的症状。

以上是月经不调症状的介绍。一旦发现自己的月经存在上述异常，就有可能是月经不调，这时候应该及时就诊进行治疗。

五、促排卵药、
促排卵针好不好

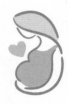

不少备孕妈妈因为年龄渐长、排卵情况不稳定等情况，盲目地选择了打促排卵针、吃促排卵药物，希望能顺利怀上宝宝。这是不可取的，只有充分地了解了促排卵针和促排卵药的作用原理和副作用，才能更好地使用它。

🐾 认识误区

对于促排卵的药物，许多备孕妈妈都存在着这样的误区：要么太轻率，随便使用；要么太谨慎，即使是在医生的专业诊断和建议下，也不敢使用。有些女性，则为了想生双胞胎，即使自身的排卵功能很正常，也想通过使用促排卵的药物让自己怀上。但是，有不少不孕患者是由于排卵的原因导致不孕，这就需要在医生的指导下使用促排卵药物，此时不应该过度谨慎，而应该把握好怀孕时机。

🐾 滥用促排卵针、促排卵药的危害

从清远到深圳打工的阿菊怎么也没有想到：一次小诊所的就诊经历，差一点要了她的命。终于走出医院ICU的她感慨地说道："盲目求医，差点丢了性命。"

据当时送阿菊到医院的小谢回忆道："那天晚上，女友突然间很不舒服，路都走不动。我吓得半死，立即打车把她送到了医院进行抢救，随即转入该院ICU。那时女友不停地表示自己呼吸困难、胸闷、难受、肚子肿胀。"小谢表示，阿菊前些天到某小诊所诊治月经不调，遵照医嘱吃药打针，没想到就变成这个样子了。

提起当时患者入院时的情景，陈医生记忆犹新："我们一看病历，真的吓了一跳！原来这个姑娘入院前接受了促排卵治疗！查看身份证发现她只有20岁多一点。"陈医生还说，使用促排卵药物需要符合一定的指征：不孕症患者在符合排卵功能障碍时或做试管婴儿的指征时才可使用促排卵药物。而小姑娘并不存在任何使

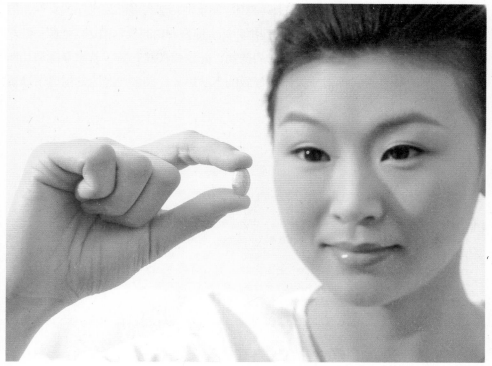

用促排卵药物的指征。

　　就像阿菊一样，如果女性太随意地使用促排卵针、促排卵药，最直接的后果就是导致排卵出现异常，一次排出多个卵子。如果成功受精，则会出现多胞胎的现象，而多胞胎会给孕妈妈的心、肝、肾等身体组织器官带来超负荷，出现贫血、分娩时大出血等症状。有的怀有多胞胎的孕妈妈甚至需要通过手术来减少胚胎的数量。多胞胎不仅给孕妈妈带来身体负担，还会引发妊娠高血压综合征、早产、流产等问题，严重的还会导致胎宝宝智力发育滞后、畸形，甚至死亡。因此，应该重视多胞胎给孕妈妈带来的威胁，为了自身和宝宝的安全，促排卵针和促排卵药要慎重使用。

　　盲目使用促排卵针、促排卵药还会导致体内雌激素水平过高，而产生卵巢过度刺激综合征。不止如此，促排卵药会造成全身血管的通透性增加，水分会反渗透到血管外，导致血液高度浓缩，血管栓塞，严重的还会危及性命。

促排卵药可用于治疗由于下丘脑—垂体—卵巢轴功能失调而无排卵的女性，但如果过度排卵可能会诱发卵巢早衰。促排卵针、促排卵药的危害和功用就像一把双刃剑，备孕女性如果想要使用促排卵的药物，一定要权衡利弊。若本身排卵功能良好，则不建议使用，而对于无排卵导致的不孕患者，则要在医生的指导下谨慎使用。

各种促排卵药的作用

◎**氯米芬**：适用于无排卵型不孕症（体内仍有一定雌激素水平）、黄体功能不全。
◎**雌孕激素**：对一般月经失调而有一定雌激素水平的女性，可用雌孕激素做人工周期治疗3个月，停药后可能出现排卵。
◎**HCG（人绒毛膜促性腺激素）**：具有促黄体激素的作用，于卵泡发育接近成熟时给药可促排卵。
◎**LH-RH（黄体生成素释放激素）**：适用于下丘脑分泌不足的无排卵者。
◎**溴隐亭**：适用于无排卵伴有高泌乳素血症者。

不同的人使用促排卵药物的反应各有差异，这些药物中最常用的、最具代表性的是氯米芬。但氯米芬并不是对所有排卵障碍的女性都适用。如果是下丘脑—垂体—卵巢轴的功能性不好，用氯米芬的效果则较差，最好使用HMG（人绝经期促性腺激素）。HMG直接作用于卵巢，但同样，使用HMG也不是每个人都能排卵的。

所以备孕女性如果需要使用促排卵药物来帮助排卵，也应该根据个人的情况做出选择。

六、卵巢需要悉心养护

吴小姐今年37岁，做电商行业，每年的节假日都特别忙。她经常跟身边的好姐妹抱怨说，有时候很纠结，忙些吧，累得要死，不忙又没钱赚，这日子真不是人过的。熬夜、加班对吴小姐来说是司空见惯的事，特殊时期如"双十一"更是连饭都吃不上。长时间下来，她发现自己的皮肤变差了，经常发热出汗，排便也渐渐失常了，脸上长了不少色斑，食欲也跟着变差了，有时会头晕耳鸣，而且经常腰酸腿软，嘴巴很干燥。更严重的是，她的月经量渐渐变少了，性生活由于阴道干涩会生疼，丈夫也疏远了她。

她意识到问题的严重性，就去看了医生，看到诊断结果，吓了一跳，原来她得了卵巢早衰。医生告诉她，不治疗的话会提前闭经，产生一系列更年期综合征。

闭经对怀孕的影响

若女性连续6个月没有来过月经，这种现象就是继发性闭经，这表明体内激素水平紊乱，并且卵巢已经停止了排卵。若是出现这种情况，就必须去医院做检查。事实上，一旦你的月经出现不正常现象，如月经周期发生自发改变，周期之间有异常的延迟，就应该向医生咨询，而不是一定要等到6个月后再去。

引起闭经的因素有很多，如服用避孕药或者使用避孕针剂，饮食失调，运动过度，垂体，甲状腺或肾上腺激素异常，过早绝经，过度的体重下降或者体重过低等。所以，若出现闭经的情况，要及时检查，并改变生活方式和饮食习惯，以帮助恢复体内的激素平衡，促使排卵再次出现。

卵巢早衰

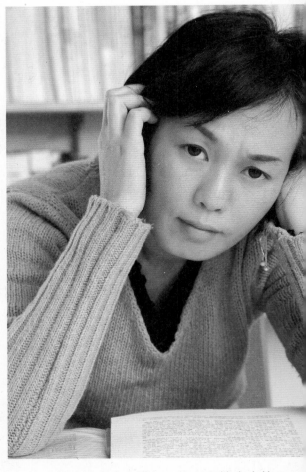

如今，生活压力大、工作紧张几乎成了白领们的共同特点。人若长期处在紧张状态，就会使大脑皮层不稳定，引起脑垂体激素分泌量减少。而脑垂体激素的作用在于刺激卵巢分泌雌激素和孕激素。因此脑垂体激素的分泌量少了，就会直接导致卵巢分泌的激素量减少，使卵巢功能退化。卵巢不能正常排卵或者排出的卵子质量不好就会影响正常的受孕和生育。

卵巢所分泌的雌激素、孕激素直接或间接地支持全身多系统的生理功能。如果卵巢功能衰退，女性会出现雌激素低下的症状，还会造成骨质吸收速度过快，骨质丢失增加。因此，卵巢早衰的女性更容易患骨质疏松症，髋部骨折危险性会大大增加，患心血管疾病的概率也会增加。

一旦卵巢停止生产卵子，女性就会进入绝经期，随之而来的是一系列的内分泌改变。"卵巢早衰"意味着女性更年期的提前到来，更重要的是对于那些尚未做妈妈的女性来说，还可能导致不孕。

养护卵巢

育龄女性随着年龄增长，卵巢的功能开始衰退，所以应该在日常生活中注意保养卵巢，保持卵巢的年轻化。

养成良好的睡眠习惯

晚上入睡前不要过度上网和谈论刺激神经兴奋的话题，以免精神过度紧张和兴奋。不要熬夜，每天都应该定时入睡，晚上11点前入睡可以保持良好的新陈代谢，减慢卵巢衰老的速度。

营养均衡

许多育龄女性因为贪图苗条而减肥，但如果每天不能摄入足够多的营养，人体便会处于营养不良的状态，卵巢就有可能因此受到影响。所以生活要有规律、膳食合理，多食用有助于保养卵巢的食物，如瘦肉、蔬果。

释放精神压力

长时间处于精神高度紧张状态的女性更容易衰老，肌肤暗淡无光，也不利于卵巢的保养。因此，无论工作再繁忙，都应该保持乐观的精神，给自己释放精神压力。

运动可以延缓卵巢衰退

缺乏锻炼的女性，卵巢早衰的现象比经常锻炼的女性要提前很多。因此，抽出时间来锻炼身体，既可以保持形体优美，还有助于保养卵巢，一举两得。

卵巢健康，备孕妈妈的卵泡也能正常地发育，并和性激素共同为备孕妈妈们创造受孕的条件。卵泡和性激素二者"荣辱共存"，缺一不可。成熟健康的卵泡是生命的开端，良好的性激素水平为卵泡和受精卵保驾护航，共同为新生命的诞生奏响一曲凯歌。

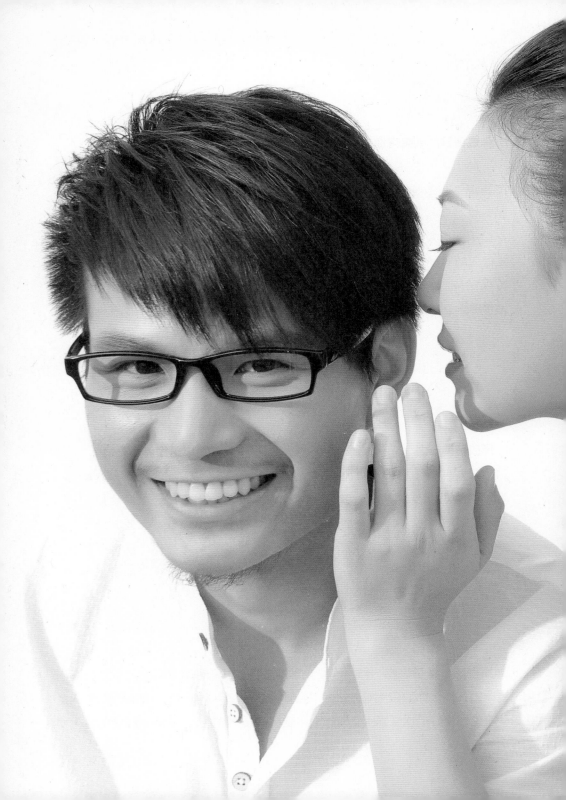

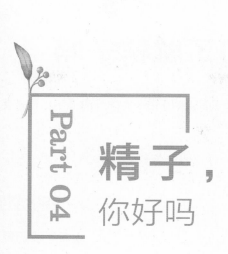

Part 04

精子，
你好吗

　　宝宝是爸爸妈妈的爱情结晶，宝宝的来临需要爸爸妈妈的共同努力。备孕爸爸精子的质量好坏与备孕妈妈的卵子质量同等重要，只有两者都达到适孕的标准，才能顺利怀孕，并生下健康的优质宝宝。但是备孕爸爸们对精子又了解多少呢？

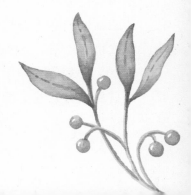

一、你真的了解精子吗

从青春期开始，男性每天都会以1亿个的速度源源不断地产生精子。那么这些活力十足的精子从何而来呢？

精子从何而来

睾丸是制造精子的"工厂"，虽然"规模"不大，但内部结构却很复杂。

首先，睾丸处于阴囊中，阴囊是由皮肤、肌肉等组织构成的一个袋状囊，中间一面"墙"隔开了两个睾丸。阴囊肌与肉膜肌的收缩和松弛可改变阴囊的厚度和表面积，改变睾丸与身体接触的密切程度。

阴囊里的左右睾丸形状都是椭圆形的，睾丸里有规则地分成200~300个睾丸小叶，每个睾丸小叶里有3或4根精曲小管，这是一种很细的管子，也是产生精子的基地。数不清的精曲小管合并成精直小管，这些精直小管分出10~20根睾丸输出小管伸出睾丸，最后合并成一根总的管道通向附睾。

精子的特性

知道了精子是从何而来之后，我们也要对它的特点有充分的认识。

由精子的特性，我们可以看出精子产生的条件也是十分苛刻的。精子的产生需要足够的营养，精原细胞分裂演变成精子需要大量的营养物质，如蛋白质。备孕爸爸们要保证每天进食足够的食物，确保营养均衡。而又因为精子不耐高温，所以它的产生需要低温环境。保持囊内的温度低于体温也是这个原因，如果处于高热的状态下，会死掉很多的精子。有些备孕爸爸很喜欢洗桑拿浴，却不知桑拿浴过高的温度会使男性精子质量和活力降低，严重的话还会造成男性不育。为了优生大业，建议备孕男性还是慎洗桑拿浴，尽量选择在家做快捷淋浴吧。

精子还害怕什么

精子除了害怕高温和酸性环境之外，还害怕以下这些危害：

房事过频。如果房事过频会导致勃起功能障碍，也会使射精时所含的精子量减少。精子量减少则不利于妻子受孕。

趴着睡觉。有研究报告显示，40%左右的性功能障碍是由不良睡姿引起的，其中趴着睡的影响最大。因为趴着睡会使得阴囊的温度升高，还会压迫心脏，影响男性身体的血液循环，而这样长期血液供给不足，则可能导致男性勃起功能障碍。

手机放在裤兜里。经常携带和使用手机的男性会影响精子的数量，使其减少。因为男性的生殖细胞和精子对电磁辐射很敏感。所以手机尽量不要放在靠近睾丸的裤兜里。

吸烟酗酒。吸烟和酗酒是精子的大敌，香烟中的尼古丁能杀死精子，长期大量吸烟会使精子的存活率降低，畸形率升高。酗酒则会导致生殖腺功能降低，使精子中的染色体异常，从而也会导致胎儿畸形或发育不良。

不良饮食习惯。精子产生需要足够的营养供给，如果饮食单调，摄入营养素不充足，则会使体内的含锌量下降。锌缺乏会使精子数量下降，严重者还会丧失生育能力。

不良精神因素。心情郁闷，情绪长期波动不稳，都可直接影响神经系统和内分泌的功能，使睾丸生精功能发生紊乱，严重者会致使生育能力丧失。

滥用药物。滥用镇静药和抗肿瘤药会引起精子生长障碍、精子染色体损害。

二、什么样的精液算正常

我们知道，精子自睾丸生产后，需经过输精管、射精管和尿道，然后进入女方的阴道、子宫和输卵管，才能完成与卵子结合的生育使命。而在男子生殖系统中，精囊腺、前列腺和尿道球腺等各自会分泌不少液体，它们联合组成精液浆。

精液浆担负着输送数以亿计的精子去女性阴道的"保驾护航"任务。精液浆为精子"保驾护航"的功能体现在：

精子的活动必须有足够的能量，精液浆肩负着为精子提供活动能量的重任。

精液浆是输送精子所必需的媒介物质。精子就像是鱼，而精液浆如流水，鱼儿离不开水，因此精子的活动必须由精液浆作媒介。

精液浆里含有丰富的维持精子生命所必需的营养物质，是精子取之不尽的"粮仓"。精液浆的主要成分是水，占总量的90%以上，使精液浆呈液态并能流动，便于输送精子。精液浆里还含有果糖、山梨醇、白蛋白、胆固醇、钠、锌、钙、钾、维生素以及多种多样的酶类物质，既可以为精子提供营养与能量，又可激发精子的活跃性。

根据世界卫生组织规定，精液正常的标准如下：

精液量	每次射精2.0毫升以上
pH值	7.2~8.0
精子密度	每毫升20×10⁶个以上
精子总计数	每次射精40×10⁶个以上
形态	30%以上的精子头部形态正常
存活率	75%以上的精子存活
活动力	射精后60分钟内，50%以上的精子具有前向运动（即A级和B级）能力；或25%以上的精子具有快速前向运动（A级）能力
液化时间	室温下，60分钟以内颜色为均匀的灰白色
白细胞	少于每毫升1×10⁶个
免疫试验	附着珠上的精子少于20%
MAR试验	附着珠上的精子少于10%

三、精液液化不良 影响怀孕

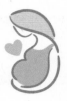

　　小许和妻子谢梅4年前结婚，夫妻俩都很想怀个宝宝，但一直没有怀上。去医院检查了好几次，检查结果都显示谢梅的生殖功能一切正常。后来，小许怀疑是自己的问题，于是就在医院检查了精液质量。没想到，检查结果竟然显示，小许精液的液化时间大于60分钟，虽然精子密度正常，但精子活动率稍低。原来精液的液化时间过长，才是夫妻双方这么多年来一直没有怀上宝宝的"罪魁祸首"。

　　要知道，刚射出的精液在凝固酶的作用下呈胶冻状，在5~30分钟内开始在纤维蛋白溶解酶的作用下液化，变得较为稀薄，然后精子可以充分地活动。这个过程称为精液液化。精液液化是精液转化的重要过程。在未液化时，精液是凝固状态的，此时精子静止不动。只有当精液液化了，精子才可以在子宫颈、子宫、输卵管内穿行，最终与卵子顺利结合，形成受精卵在子宫着床。

精液液化不良

　　正常的精液液化的时间应该小于30分钟，如果不能液化或超过1小时才液化，则称为精液液化不良，就会影响精子的活力和存活率，导致不育。

　　精液液化不良常见的原因是精囊炎和前列腺炎所致前列腺分泌的纤维蛋白溶解酶不足；矿物质元素（镁、锌等）缺乏；先天性前列腺缺失等。一般认为，前列腺和精囊的分泌物参与了精液的凝固与液化过程，精囊产生的凝固因子引起精液凝固，而前列腺产生的蛋白分解酶、溶纤蛋白酶等精液液化因子使精液液化。一旦精囊或前列腺发生了炎症，可使分泌发生障碍，造成凝固因子增多或液化因子减少，造成精液液化不良。

让精液液化的方法

精液液化不良是男性不育的主要原因之一，不仅影响了精子的活力和寿命，还不利于精子从阴道往子宫内穿行，影响受精。精液液化不良通常是由急、慢性前列腺炎引起的，如果备孕男性有精液液化不良的现象，则应该及时到正规医院做抗炎治疗。

依靠医院的专业治疗有时往往不能立竿见影，而备孕夫妻如果心急怀孕，可以试试自己用人工手段使精液液化。具体方法需要糜蛋白酶（粉针剂的）5毫克、生理盐水1毫升和注射针管1支。用针管吸1毫升的生理盐水注入到5毫克糜蛋白酶里，再将盐水稀释的蛋白酶吸到针管内。同房后，抽掉针头将它注射到阴道内，抬高臀部半小时即可。

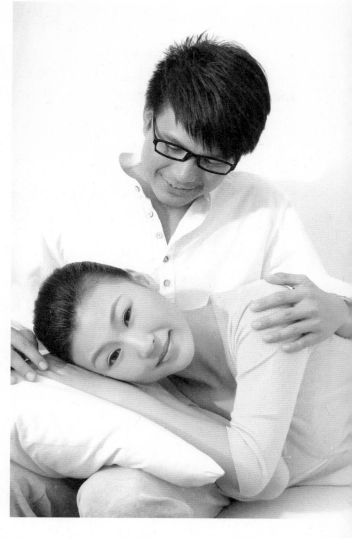

这种方法便捷有效，备孕夫妻自己在家就可以操作了。不仅可以使精液正常液化，帮助备孕夫妻怀孕，对精子的质量还没有影响，也不会影响胎儿健康。

四、当精子出现异常

精子也会出现异常情况，若精子出现异常，影响到受精，则生育能力会受到影响，甚至造成男性不育症。精子异常通常包括以下几类：

少精子症	精子密度每毫升低于20×10^6
弱精子症	（A+B）精子低于50%
畸精子症	精子正常形态小于15%
少、弱、畸精子症	三种均明显异常
无精子症	所射精液中无精子
无精液症	不射精

少精子症指精液中精子的数量低于正常健康、有生育能力的男子的数量。由于近年来人类精子的质量随环境、雌激素类毒物的污染和其他因素的影响呈下降趋势，所以现在认为精子数目每毫升少于2 000万为少精子症。但临床上常伴有精子活力低，前向运动能力差以及精子畸形率高等改变，此时称之为弱精子症。少精子症是一种较常见的男性不育的病症。

无精子症是指射出的精液离心沉淀后，经显微镜检查无精子。无精子症可分为两大类：第一类是睾丸生精功能障碍，精子不能产生，又称真性无精子症。第二类是睾丸生精功能正常，但输精管道阻塞，精子不能排出体外，又称阻塞性无精子症。

　　除了以上这几种常见的精子异常现象，还有死精子症、精子活力低下症等其他精子异常现象。

死精子症的形成有几种原因：

　　第一种是长期禁欲。长期不射精往往精子密度高，死精子多，精子活动度差，这种情况属正常，所以检查精液前以禁欲5~7天为宜。

　　第二种原因是由于生殖系感染，生殖系感染使精浆成分改变，锌、镁、柠檬酸、果糖减少和pH升高都会影响精子的活力。

　　最后一种原因就是精索静脉曲张，因睾丸、附睾血液循环障碍，局部温度升高，有毒物质积聚，使精子活动力低下。

　　精子活力通常从精子活动百分率、运动质量、存活时间这三个参数来参考。精子活动百分率因人而异，就算是同一个人，也会因地点、时间的不同而不同。如果排精1小时内死精子数超过一半，活动率低于40%则视为异常。正常精子向前运动速度约为34微米/秒，如果精子运动的速度低于这个速度，则被视为活力低下。如果精液的量多于6.6毫升时，精液会变得稀薄，精子密度会降低，从而影响生育能力。

五、提高精子的质量
有哪些方法

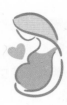

　　备孕爸爸们最应关注的就是如何提高精子的质量。精子的质量和活力是繁殖后代的重要保证，是决定备孕男性生育能力的关键。质量高的精子穿越宫颈黏液，进入输卵管与卵子结合形成受精卵，这是受孕的前提条件。如果精子活力不足、质量不好，就无法穿越宫颈黏液到达输卵管，这就意味着卵子无法受精形成受精卵，也就无法顺利受孕。

　　现在有很多的家庭就是因为备孕男性的精子活力不足，或者精子质量不佳而导致不孕不育。那么，备孕爸爸们如何提高精子的质量呢？

及时治疗生殖系统炎症

　　男性若感染前列腺炎、精囊炎、附睾炎、尿道炎等泌尿生殖系统炎症，应该及时去医院进行专业的诊治。因为这些泌尿生殖系统炎症会引起精液变异，会改变精液的酸碱度、供氧、营养、代谢等，使得精液不利于精子的活动和存活。

　　精索静脉曲张是常见的生殖系统疾病之一，也是男性不育的主要原因之一。精索静脉曲张会使睾丸局部出现静脉血液回流而缺氧。精子的活动需要充足的氧气，如果氧气不足，精子的活力就会下降。所以备孕男性若患有精索静脉曲张，则应该及时手术治疗。

补充微量元素

　　微量元素对备孕男性的内分泌和生殖功能都有十分重要的影响，可以直接影响到备孕男性的精液质量。

　　锰的缺乏会引起睾丸组织结构上的变化，导致生精细胞排列紊乱，精子细胞的结构发生异常。体内严重缺锰可导致男性不育症。富

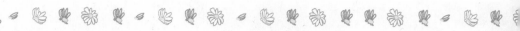

含锰的食物有核桃、麦芽、糙米、米糠、花生、马铃薯、大豆粉、小麦粉、动物肝脏等。另外，被称为"聚锰植物"的茶叶，其锰含量最高，对一些备孕男性来说，通过饮茶获取的锰可占每天锰摄入量的10%以上。但也应该注意的是，备孕男性在备孕期间饮茶应适当，尤其不要过多饮浓茶。

锌在人体中含量约为1.5克，男性主要集中分布于睾丸和前列腺等组织中。缺锌会导致备孕男性精子数量和质量降低，性欲低下，甚至可导致不育。即使备孕男性的精子有受精能力，受孕成功后孕妈妈的流产率也比较高，而且胎儿致畸率也比较高。正常男性精液中的锌含量必须保持在每100毫升中含有15~30毫克的健康标准。如果低于这个标准，就意味着缺锌。

如果是由于缺锌所导致的精子量少，备孕男性应该在孕前多吃含锌量高的食物。含锌量高的食物有牡蛎、牛肉、鸡肉、鸡肝、花生米、猪肉等。一般来说，每天吃动物性食物120克，即可满足身体内锌的需求量。如果严重缺锌，备孕男性最好在医生的指导下每日口服醋酸锌50毫克，直到锌含量恢复正常水平。

备孕男性体内缺乏硒，会导致睾丸发育迟缓和功能受损，性欲减退，精液质量差，影响生育质量，因此备孕男性在孕前要注意补硒。自然界中含硒食物是非常多的，含量较高的有鱼类、虾类等水产品，其次为动物的心、肾、肝。蔬菜中含量最高的为大蒜、蘑菇，其次为豌豆、大白菜、南瓜、萝卜、韭菜、洋葱、番茄、莴苣等。备孕男性可以在孕前多吃这些补硒的食物。

备孕男性缺铜会导致精子浓度下降，降低精子穿透宫颈黏液的能力，影响精子的存活率和活动度。含铜量高的食物有麸皮、芝麻酱、大白菜、菠菜、扁豆、油菜、芹菜、马铃薯等。

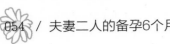

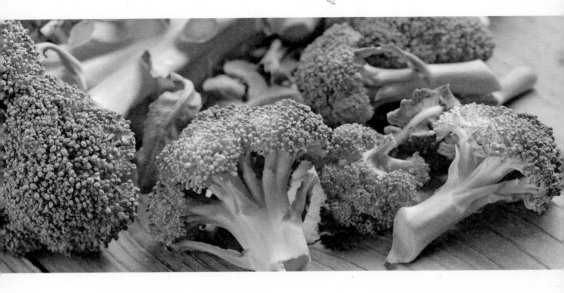

精氨酸是精子形成的必要成分

精氨酸是男性精子形成的必要成分，而且能够增强精子的活动能力，对于维持男性生殖系统功能具有十分重要的作用。精子量少的备孕男性多吃富含精氨酸的食物，可以促进数量的增加，提高精子质量。蛋白质中所含的精氨酸被认为是制造精子的原料。因此，备孕男性可以多吃一些高蛋白食物，如鸡蛋、黄豆、牛奶、瘦肉等，以提高精子数量和质量。海产品如海参、墨鱼、鳝鱼、章鱼、木松鱼以及花生、芝麻、核桃、冻豆腐等食物中，也含有较多的精氨酸。

叶酸：降低染色体异常精子产生的概率

叶酸是备孕女性在孕前必补的营养素，同样地，备孕男性也要补充叶酸。备孕男性增加叶酸的摄入量，能够有效降低出现染色体异常精子的概率，并能降低宝宝长大后患癌症的危险系数。由于精子的形成周期长达3个月，因此，备孕夫妻要想生出健康宝宝，就要提前补充叶酸。不过，备孕男性无需像备孕妈妈一样服用叶酸片，只需要在日常饮食中注意多吃一些富含叶酸的食物，如红苋菜、菠菜、生菜、芦笋、小白菜、西蓝花、卷心菜以及豆类、动物肝脏、坚果、牛奶等。

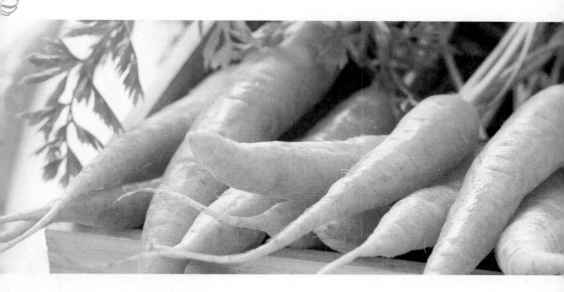

维生素E：增强男性精子的活力

维生素E能促进性激素分泌，增强男性精子的活力，提高精子的数量。因此，备孕男性一定要注意补充维生素E。富含维生素E的食物有猕猴桃、瘦肉、蛋类、奶类、坚果、大豆、小麦胚芽、甘薯、山药、黄花菜、圆白菜、菜花以及用芝麻、玉米、橄榄、花生、山茶等原料压榨出来的植物油。

维生素A：影响精子的生成

备孕男性如果缺乏维生素A，其精子的生成和精子活动能力都会受到影响，甚至产生畸形精子，影响生育。备孕男性同样可以通过食物来补充维生素A，如动物肝脏、乳制品、蛋黄、胡萝卜、番茄等。不过，在特定的条件下，如肝功能不正常、甲状腺功能低下者，服用维生素A可能会引起中毒。因此，一定要注意科学地摄取维生素A。

备孕爸爸应该在妻子怀孕前适当补充营养素，增添精液浆的营养储备，培养出强壮的精子。

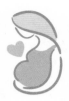

六、产生抗精子抗体怎么办

李秀和丈夫文浩4年前结婚，刚开始两人不想太早要孩子，所以一直避孕。可是2年前，两家的老人一直催促小两口要个孩子，夫妻俩实在受不住老人的催促，于是准备生个宝宝。

谁知道解除避孕措施一年半了，李秀一直都没有怀上宝宝，这下小两口可急坏了。"不会是我们俩哪个有问题吧？"文浩率先提出疑惑，并前往医院做了精液检查。检查结果显示精子数量、质量都很好，此时丈夫把怀疑的目光投向了妻子。李秀尽管心里很委屈，但还是怀着忐忑不安的心情来到医院进行了不孕不育的各项检查。万万没有想到，李秀被诊断为免疫性不孕。原来是李秀对丈夫的精子"过敏"，体内产生了对抗丈夫精子的抗体，所以没有办法形成受精卵，自然也就孕育不出小宝宝。

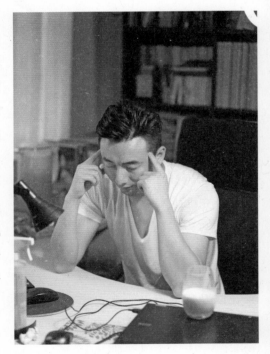

李秀体内所产生的抗精子抗体，是一个复杂的病理产物，而且男女双方都可能罹患，其确切原因尚未完全明了。

男性的精子、精浆，对女性来说皆属特异性抗原，接触到血液后，男女均可引起免疫反应，产生相应的抗体，阻碍精子与卵子结合，从而致不孕。

女性生殖道，特别是子宫体内的巨噬细胞，在抗精子抗体阳性时便把精子当作"异物"识别，并大肆进行吞噬。正常情况下，女性的血液中是没有抗精子抗体的，但在上述特殊情况下，女性机体对精子、精液这一抗原进行抗击，引起免疫系统产生抗体，对外来异物进行铲除。而在男性，则是自身产生抗击，引起自己的免疫系统产生抗体，导致"自相残杀"，使精子难以生存。

抗精子抗体会影响怀孕

首当其冲地，精子会受到抗精子抗体的伤害。因为抗精子抗体会与宫颈里的黏液蛋白结合，从而阻止精子穿过宫颈黏液。抗精子抗体还会干扰精子获能，影响精子在阴道往子宫的上行运动。再者，抗精子抗体会阻止精卵结合，引起补体介导的受精卵的溶解，损害胚胎植入及前期胚胎发育，导致早期流产。

总之，抗精子抗体会导致备孕夫妻难以受孕。如果是由不明原因引起的不育夫妇，则应该查一查体内是否存在抗精子抗体。

如何避免产生抗精子抗体

◎在女性月经期，不进行性生活。
◎女性生殖器官有出血倾向时，不可以进行性生活。
◎女性生殖器官出现慢性炎症时，性生活要谨慎，最好使用避孕套。
◎男性在感到自己生殖道有炎症时，应尽量减少，甚至禁止性生活。

抗精子抗体的全身系统治疗方法是用泼尼松等肾上腺皮质激素抑制免疫反应。另外，对男性还可以用培养液洗涤精子后再进行人工授精。女性则可以坚持使用避孕套3~6个月，避免女性生殖道与精子接触，等到体内抗精子抗体的滴度下降或消失后，再停用避孕套性交，才有可能怀孕。

爱情结晶的降临有赖于成功的受孕，而成功受孕则需要优秀的精子与卵子的结合。从这个方面来说，备孕男性承担了很大的责任，精子的质量也会直接影响备孕爸爸的"造人大计"。

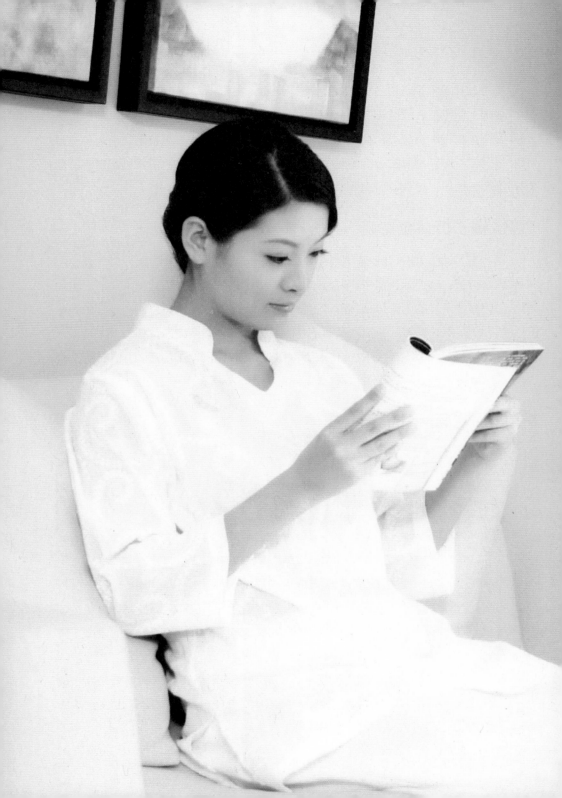

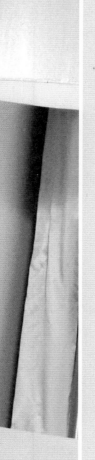

了解激素，
更懂怀孕

  每个备孕妈妈都期望自己这个月可以拥有一个合格的卵泡，以便顺利地怀孕，但是卵泡的发育过程通常会受到多种因素的影响。如何更好地保障卵泡排出健康的卵子，有赖于女性体内各种激素的协同合作，环环相扣，缺一不可。只有充分地了解这些激素的知识，才能清楚激素间的关系，掌握激素起伏变化的根本目的——为新生命的诞生创建优良的条件。

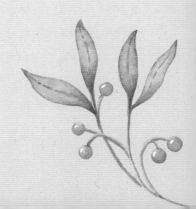

一、女性的基本激素 ——雌激素

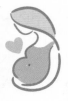

　　雌激素在女性一生中的巨大作用是任何激素都不能替代的。它主导着女性第二性征的发育和维持，调控着女性体内环境的稳定，控制着女性的生理周期。女性周期性的月经、生育能力以及特有的丰满体态等，都离不开雌激素的作用。雌激素分泌正常时，女性会保持特有的美丽，拥有健康的人生。

雌激素是女性的基本激素

　　我们都知道女性从进入青春期开始，卵巢便会分泌雌激素，促进阴道、子宫、输卵管和卵巢本身的发育，同时子宫内膜增厚，产生月经。雌激素就像是女性体内最强大的调配官，促使着皮下脂肪富集，使体态丰满；乳腺增生了，乳头、乳晕颜色变深，产生性欲，正式进入了懵懂、青涩的青春期。由于雌激素的分泌，青春期的女性皮肤滋润、头发亮丽，乳房发育增大，开始渐渐地体现出优美的身体曲线，于是便有了"女大十八变"的说法。

　　雌激素的功能那么多，其中最主要的还是控制月经这个周而复始的过程。这个过程从卵巢中的一个或几个卵泡发育开始，随着卵泡的长大，女性体内的雌激素也慢慢增加。此时子宫也为怀孕开始做准备，子宫内膜作为种子播种所需的土壤开始增厚。当卵泡发育到一定大小，就会排出卵子，而排出卵子的卵泡变成黄体。黄体会分泌出两种激素——雌激素和孕激素，雌激素将继续维持着增生的子宫内膜。黄体的寿命是相对稳定的，从形成、发育到萎缩大概是14天。萎缩之后，这两种激素就减少了，子宫内膜失去了雌激素的支持而脱落形成月经。内膜脱落了几天后，卵巢中又开始有新的卵子发育，月经停止，子宫内膜开始修复，于是又开始一个新的周期。

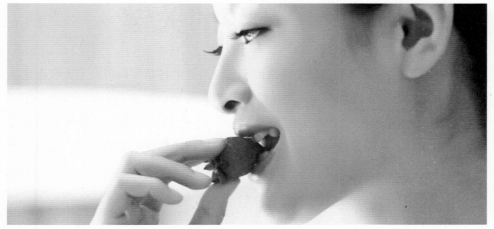

 雌激素过少的影响

雌激素是女性保持青春和第二特征所必不可少的化学物质，但是体内雌激素的分泌会随着年龄的增长不断减少，而且因为雌激素只能在人体内自己生成，所以无法通过食物进行补充。雌激素过少，会带来一些身体上和精神上的不适。

◎**身体方面：**身体疲惫、皮肤干燥瘙痒、皱纹增加、乳房下垂、发色枯黄、面部潮热、胸闷气短、心跳加快、消化系统功能失调、腹泻或便秘等。

◎**精神方面：**失眠健忘、烦躁不安、情绪不稳，即便是平时很温顺的女性也无法控制自己的怒火，经常莫名其妙地发脾气，敏感多疑，会有不时的忧伤。

雌激素过多的影响

雌激素对女性的身心健康具有很大的作用，那是不是说明雌激素越多越好呢？如果雌激素超过一定量，也会带来一些问题，例如，造成乳腺增生、乳腺癌，子宫内膜增生、子宫癌，卵巢癌等。

所以，不管是备孕女性还是其他女性，都不能擅自服用激素类药物，要听从医生指导。外源雌激素基本上都是化学合成物或人工提取而成的，盲目服用外源雌激素会使卵巢失去正常功能，对外源激素产生依赖，更可能会对卵巢、子宫等女性特有器官造成伤害，甚至导致卵巢囊肿、子宫内膜癌等女性疾病。

二、雌激素是怀孕的关键

为什么25~29岁对于育龄女性来说是一个最佳的怀孕年龄段？因为雌激素水平在这个时期处于高峰阶段，只要超过了30岁，卵巢功能就不会再继续上升了。如果过了35岁，那么卵子质量会下降，各种妇科病接踵而来，一些炎症乘虚而入，久治不愈，从而导致女性难以怀上孩子，而且还要花更多的时间、精力、金钱去治疗。

雌激素提高可助孕

一般情况下，女性体内的雌激素水平大致波动的范围为24~528Pg/ml，低点出现在月经期，高点则出现在排卵前50小时之内。如果备孕女性能达到这样的波动频率，则证明体内的雌激素水平起伏有序。这种波动频率起着对其他激素的调控作用，低水平时，让卵泡刺激素和黄体生成素释放出来，卵泡刺激素可以促使卵巢中卵泡发育。而高水平时，又能带动卵泡刺激素和黄体生成素迅速升高，从而使卵泡破裂排出卵子，生成黄体。

备孕妈妈经常关注自身卵泡的发育情况，测试排卵期，抓住这个好时机争取受孕。但是如果发现卵泡发育过慢，或中途萎缩不成熟，此时可以利用雌激素这把杠杆来解决问题，只需要稍稍提高雌激素水平就可以了。

备孕妈妈们要小心的是，如果需要补充雌激素，必须在医生的指导下进行。

三、雌激素的日常调节

既然雌激素过多和过少对女性的身体健康都有影响，那么有没有什么方法可以得到折中、适合的雌激素水平呢？

调节雌激素的宝物——豆浆

女性本身体内是没有这样的一个器官可以行使调节雌激素水平的功能，但是我们可以通过一种食品——豆浆来帮助调整。豆浆中含有大豆异黄激素，也就是植物雌激素。由于大豆异黄激素的结构与人体雌激素十分相似，所以可以双向地调节人体的雌激素。当女性的雌激素水平过高时，它可以降低体内的雌激素浓度；而当体内的雌激素水平过低时，它又会补充雌激素水平，使女性体内的雌激素维持在一个正常的水平。

其他调节雌激素水平的方法——运动

除了喝豆浆之外，备孕妈妈们还可以通过运动来调节雌激素水平。运动可以促进女性雌激素更好地分泌，经常运动的女性比起几乎不运动的女性，雌激素分泌水平更高，皮肤异常问题更少，头发更有光泽，月经也更有规律。一项科研结果也证实，运动确实能调节并改善雌激素的分泌水平。

减肥药会干扰雌激素分泌

很多备孕妈妈为了追求身材的苗条而服用减肥药。殊不知，减肥药之所以能够使体重迅速下降，其中一部分很可能是含有某种激素，而这种激素会干扰雌激素的正常分泌，而且一些影响胃肠功能的药物，也会使女性的免疫力降低，各方面功能水平下降。从而影响女性雌激素的分泌，导致激素失调。

四、怀孕必不可少的孕激素

前面我们说到了黄体会分泌出两种激素——雌激素和孕激素，这两种激素协同配合，共同支持和保障着女性生理周期的有序循环。如果说雌激素是维持女性生理功能的调配官，那么孕激素就是负责女性生理周期的指挥官。

孕激素更为重要

孕激素对于备孕和怀孕的妈妈来说，显得更为重要。孕激素出现在月经的后半期，使子宫内膜继续增厚，内膜腺体更长，屈曲更明显。上皮细胞的核下开始出现含糖原的小泡，间质水肿，螺旋小动脉继续增生，细胞内的糖原溢入腺体，此时子宫内膜的厚度可以达到10毫米以上。孕激素在这个时期的作用是使间质中的基础物质失去黏稠性，血管通透性增加，能容纳营养物质和代谢产物在细胞和血管之间交流互通，内膜就可以获得充足营养，为受精卵着床和发育做好准备。而当受精卵着床之后，孕激素又会降低子宫对宫缩素的敏感性，抑制子宫肌肉的自发性收缩，有利于受精卵在子宫内腔生长发育。

在排卵前，不断增加的雌激素在子宫里不断增厚内膜和促使卵泡发

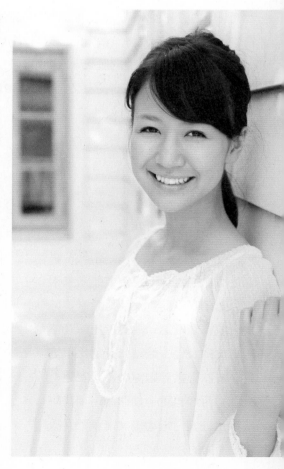

育；而排卵之后，就出现了孕激素，使增生期子宫内膜转化为分泌期内膜，为受精卵着床做好准备。这就像是一套新房子，雌激素的身份就是提供一间毛坯房，而孕激素就是对毛坯房进行装修的施工队。如果当月没有受精卵入住，孕激素就会撤退，并带动了雌激素一起下降，于是子宫内膜失去了激素的支持而萎缩脱落，形成了女性有规律的生理周期。

孕激素是月经周期的指挥官

怀孕前，由于孕激素的拮抗作用，避免了雌激素对子宫内膜长期刺激而出现的过度增生；由于孕激素的撤退，形成了女性有规律的月经；由于孕激素的作用，使子宫内膜出现分泌期的变化，为受精卵着床建立适宜的环境；孕激素还会封闭通道，防止细菌侵害胚胎。到怀孕后，孕激素又起了更加重要的作用，如果缺少孕激素，会有流产或胚胎停育的危险。

孕激素能兴奋下丘脑体温调节中枢，有升高体温的作用，可使基础体温在排卵后升高0.3~0.5℃，这种基础体温的改变可作为排卵的重要指标。但由于黄体具有不确定性，"寿命"只有14天，每个月才出现一次，有时还有可能不出现。而且每个月形成的黄体组织是不一样的，就算这个月的黄体功能很强，也不意味着下一个月的黄体功能就会一样。所以每个月测得的排卵期体温变化也不会一样，有时差别会很大。

这里有一些孕激素的数据，通过这些数据，备孕妈妈们可以进一步了解体内激素分泌的状态。

◎黄体期血清孕激素水平低于3纳克/毫升，说明没有排卵，也就不会怀孕，内分泌属于异常。
◎血清孕激素水平低于10纳克/毫升，说明黄体不足，内分泌不良。
◎在测到HCG（已怀孕）时，孕激素水平低于5纳克/毫升，则胚胎异常，应鉴别是否宫外孕。
◎在测到HCG（已怀孕）时，孕激素水平低于10纳克/毫升，应立即采取保胎措施。
◎在测到HCG（已怀孕）时，孕激素水平高于20纳克/毫升，则排除宫外孕。
※在孕7周以内，孕激素波动在18~32纳克/毫升之间都属正常。

五、雄激素： 女性体内也有

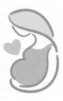

女性体内也有雄激素，但含量极少，主要来源于卵巢和肾上腺，相对于男性而言，其含量仅为男性体内雄激素含量的10%左右。

雄激素的作用

但就是这极少量的雄激素，却也在女性身上扮演着举足轻重的作用：它能促进女性外阴发育，促进腋毛、阴毛的生长及促进红细胞的生长。除此之外，它还是女性体内孕激素的合成原料，也就是说，雄激素的异常分泌，也是会影响到备孕妈妈体内孕激素的正常分泌，进而引发一系列的危害。

高雄激素的危害

爱美是女生的天性，但刚上高中的女孩艳艳脸上永不消停的青春痘却是她的一大烦恼。试用了各种"秘方""偏方"后，痘痘却依旧"坚挺"。后来，艳艳因"月经不调"被妈妈带去医院妇科检查时发现她血中的雄激素水平过高。医生说："艳艳的高雄激素，不仅干扰了她正常的月经，而且她这长期持续的青春痘，也很可能就是高雄激素皮肤的表现。"

正如艳艳的情况，当女性血液中雄激素水平过高、活性增强时，我们称之为"高雄激素血症"。

有一些血液检测正常的高雄激素患者可能会疑惑："明明我的血液检测都没有提示高雄激素啊，怎么医生就诊断我是'高雄'了呢？"这是因为除了通过血液检查来判断女性是否为高雄激素外，临床症状也是非常重要的参考。高雄激素女性常表现得像"女汉子"一般，她们有一个典型的特征——多毛，而且还常伴有脂溢、油性皮肤、痤疮等皮肤上的一些表现，有些还会出现"男性化"特征。

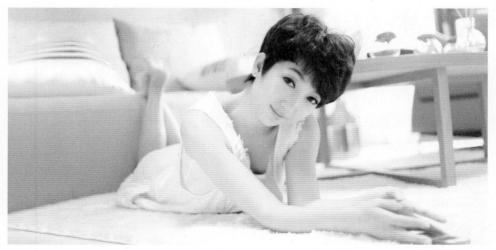

高雄激素会影响月经及生育。高雄激素干扰了女性卵泡的生长发育，导致排卵障碍、黄体功能不全，进而引起女性出现月经紊乱、月经稀发，甚至闭经及不孕。就算怀孕后也会通过影响黄体功能而导致流产或胎儿畸形等不良妊娠结果。而在妊娠晚期，也有研究表明，高雄激素还可导致先兆子痫、胎膜早破、妊娠期糖尿病、早产等相关不良妊娠的发生。

由于高雄激素干扰了女性的排卵，如果女性长期不排卵，会导致子宫内膜持续增生，因而增加了后期发展为子宫内膜癌的风险。

除了对备孕和怀孕有危害之外，高雄激素还会增加心血管疾病的发生以及患糖尿病的风险。肥胖症，特别是腹型肥胖症，也与高雄激素血症有着密切的关系。

如何治疗高雄激素

高雄激素危害多多，备孕妈妈如何才能远离其"魔爪"？

对高雄激素患者的治疗，目前多采取个体化的治疗方案，在找出原发性病因进行对症处理的同时，也要注意加强体育锻炼和培养良好的饮食习惯。备孕妈妈需要在医生的指导下密切监测自己的雄激素水平及血糖等情况。

总之，高雄激素血症可能是贯穿患者一生的问题，需要我们提高警惕，持续关注。

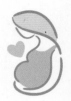

六、别忘了卵泡刺激素、黄体生成素、泌乳素

除了以上那些被我们熟知的性激素之外，女性体内还有一些激素，它们对于女性的生殖健康也起着举足轻重的作用。

泌乳素（PRL）

泌乳素是一种多肽激素，也叫催乳素（PRL），是脑垂体所分泌的激素中的一种。妇女在怀孕后期及哺乳期，泌乳素分泌旺盛，以促进乳腺发育与泌乳。非孕妇女血清中泌乳素水平最高值一般不会超过20纳克/毫升。

泌乳素的分泌是脉冲式的，一天之中就有很大的变化。睡眠1小时内泌乳素分泌的脉冲幅度迅速提高，之后在睡眠中分泌量维持在较高的水平，醒后则开始下降。清晨三四点钟时血清的泌乳素分泌浓度是中午的1倍。

黄体生成素（LH）

黄体生成素，又称促黄体素，垂体前叶嗜碱性细胞所分泌的激素。在卵泡刺激素的存在下，与其发挥协同作用，刺激卵巢雌激素分泌，使卵泡成熟与排卵，使破裂卵泡形成黄体并分泌雌激素和孕激素。

卵泡刺激素（FSH）

卵泡刺激素，即促卵泡激素，卵泡刺激素垂体分泌的可以刺激精子生成和卵子成熟的一种激素。与黄体生成素统称促性腺激素，具有促进卵泡发育成熟的作用，与黄体生成素一起促进雌激素分泌。

七、配合有序的 性激素

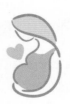

只要我们抓住性激素的链条构成，就可以很清晰明了地知道激素的一切变化都是为了让母体更好地养育新生命。

"始作俑者"—— 雌激素

前面已经提到了，女性在排卵前，体内是没有孕激素的。只有在排卵后，体内才会产生大量的孕激素。促使卵泡产生的激素是雌激素，二者分工明确，在排卵分界点的前后各司其职。受精卵着床需要足够的孕激素，这样胎宝宝才能健康地发育，如果孕激素低了就会威胁到胎宝宝的发育。但是如何提高孕激素，是让孕妈妈们非常头痛的问题。

其实，想要提高孕激素并不难解决，只要提高雌激素就可以了。现在就需要我们把激素的链条梳理出来：为了孕育一个发育健康的胎宝宝，需要足量的孕激素；分泌足量孕激素则需要功能正常的黄体；而功能正常的黄体又需要有良好发育的卵泡；优良的卵泡会诱导出足量的黄体生成素

受体；排出卵子需要黄体生成素足量分泌，黄体生成素的升高依赖于雌激素。从这环环相扣的链条中可以看出，雌激素是"始作俑者"。

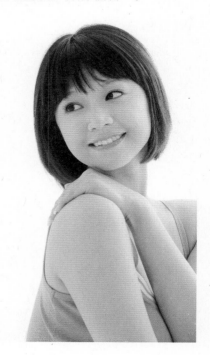

性激素之间的配合仗

既然各种性激素之间都互有联系，环环相扣，那么它们之间是怎样配合，来打这一场等待胎宝宝的仗的呢？

卵泡是胎宝宝在妈妈体内最原始的起点，而卵泡在原始阶段时是不受任何激素影响的。到了发育阶段，下丘脑会发出信号给垂体，让垂体分泌出两种促性腺激素——卵泡刺激素和黄体生成素。卵泡刺激素作用于卵巢，启动卵巢中的一个或多个卵泡开始发育。雌激素是和卵泡同生同长的激素，它一边促使卵泡长大，一边和卵泡刺激素诱导出黄体生成素的受体，为卵子的排出和形成合格的黄体做准备。

而到了排卵期时，雌激素将极大地升高，并带动卵泡刺激素和黄体生成素也同时升高，只有当三者同时升高时，卵泡才有可能破裂并排出卵子。所以排卵期是雌激素、卵泡刺激素和黄体生成素三种激素同时达到顶峰的时期。我们就是利用这个原理来预测排卵的。

破裂的卵泡在黄体生成素的作用下生成黄体，黄体分泌孕激素，因此女性体内开始出现较高水平的孕激素了，孕激素能使子宫内膜形成分泌期的变化，为受精卵随时着床做准备。

这就是性激素环环紧扣，促成排卵、等待受精卵的过程。

八、让卵泡更好发育，
做好内分泌调节

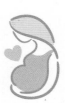

备孕妈妈们体内的性激素分工合作，所以调节好内分泌，让卵泡自然地发育，自然地排卵，才是我们追求的最佳状态。

避孕药

避孕药一般指口服避孕药，它的避孕原理是通过抑制排卵，改变子宫颈黏液，使精子不易穿透；或使子宫腺体减少肝糖的制造，让囊胚不易存活；或是改变子宫和输卵管的活动方式，阻碍受精卵的运送。避孕药是一种激素类药品，它通过扰乱正常的激素变化规律以达到避孕的目的，它还可以作为调理激素分泌的药物。但如果长期服用，则可能导致"排卵停止综合征""过剩抑制综合征"或"闭经溢乳综合征"。

所以不管服用避孕药是为了避孕，还是为了调整内分泌激素，都要遵从医生的指导，否则会"弄巧成拙"，反而导致内分泌紊乱。

激素紊乱的日常调理

在排卵不正常时，用药物调理是能够诱导排卵的，但是在内分泌不正常的情况下，即使用药物协助排卵，还是会出现各种问题。服用药物促使排卵的备孕妈妈，往往体内没有足够的雌激素，子宫内膜较薄，即使使用了药物，黄体通常还是会出现功能不足，受精卵就会出现着床困难，最终就会导致流产。

雌激素是备孕妈妈不可或缺的重要的好帮手，只有主动出击，在日常生活中调节好内分泌，让卵泡自然发育和卵子自然排出，才能随时迎接宝宝的来临。

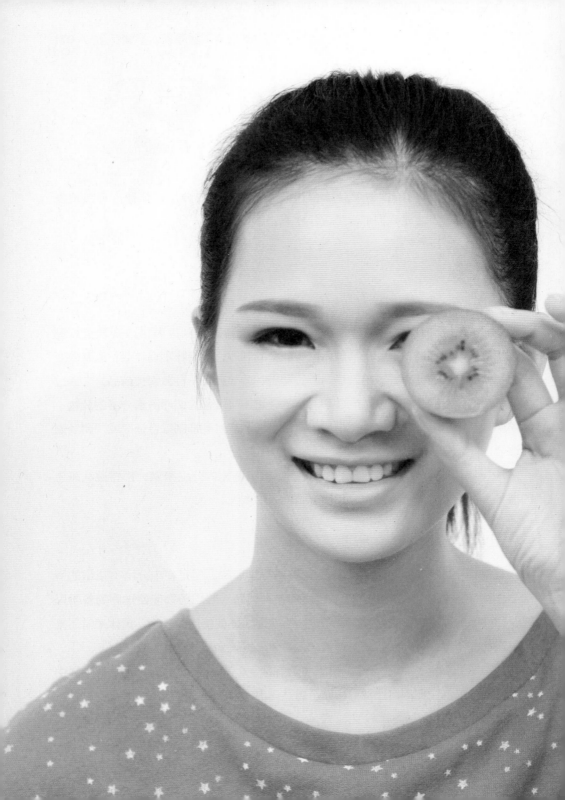

准妈妈备孕

不可忽视的身体调养

Part 06

当今的环境因素和生活压力给备孕妈妈们的身体健康带来了许多不良的影响，而备孕妈妈都十分希望自己能在拥有一个良好的身体状态的前提下怀孕。这就使得备孕期的身体调养成了重要的一环，不仅为了即将到来的胎宝宝的健康发育着想，还为了能顺利度过十月怀胎期。那么如何才能更快更有效地将身体调养至最佳状态呢？

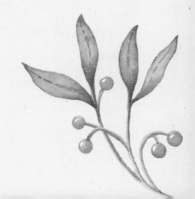

一、孕前调整好适宜体重

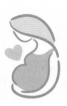

"怀孕前能多吃点儿就多吃点儿，身体棒棒的，生出来的宝宝才会更健康。"在备孕阶段，经常会听到老一辈人对年轻夫妻这样说。但是站在母体和未来胎宝宝的健康角度来说，体重超标的备孕妈妈是不利于胎宝宝的降临和生长的。同样地，在当下这个"以瘦为美"的时代，过于纤瘦的备孕妈妈也不适合怀宝宝。这就要求备孕女性在孕前要控制好体重，为胎宝宝打造一个"适宜居住"的环境。

👣 过胖——容易造成宝宝缺陷

现代人生活条件好了，大鱼大肉成了家常菜，野菜、粗粮倒成稀式佳肴了。因此大街上的胖人越来越多，原发性高血压、高脂血症、糖尿病也摇身变成了现代人司空见惯的"富贵病"。

研究发现，肥胖会影响生育功能，如卵泡发育异常、排卵障碍等，这些改变会影响到月经周期及生育。同时，孕前身体肥胖的女性产下缺陷宝宝的概率，要比体重正常的女性高得多。此外，肥胖的女性怀孕后，孕期并发高血压、糖尿病等的风险也会高出很多。这样将会给母婴的健康安全都带来威胁，并且下一代的相关发病率也会明显增加。

太瘦——容易造成孕早期流产

孕前体重直接影响备孕女性的"孕"力，体重过轻或者过重都是不利于受孕的。就算怀上了，也可能会对胎儿产生不利的影响。

如今的审美观念是以瘦为美，有道是"楚王好细腰，宫中多饿死"。为了变瘦，爱美的女性常常表现出大无畏的精神，勇于尝试各种稀奇古怪的减肥方法。殊不知，很多减肥方法是以牺牲健康为代价的。这些成功减重的瘦弱女性要想以这种不健康的身体去受孕，当然是非常不可取的。太瘦的备孕妈妈易在孕早期流产，宝宝生下来的体重也会偏轻，且免疫力低下。而且，母体瘦弱也不利于胎宝宝的生长发育，会使得宝宝营养不良。

因此，为了孕期的安全，备孕女性切勿胡乱减肥。体重过轻的备孕女性最好在孕前开始均衡营养，加强锻炼，提高身体素质。身体状况改善了，体重也会自然而然地达到正常的标准。

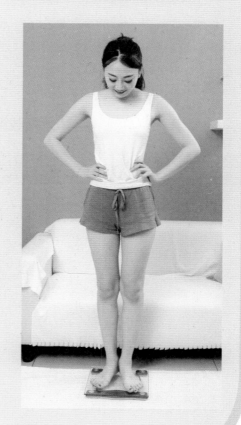

你的体重达标了吗

既然体重过轻或过重都不利于怀孕，那么，体重在什么范围才算正常呢？我们通常利用体重指数来衡量肥胖程度。

> **体重指数的计算方法为**
> 体重指数 = 体重（千克）÷ [身高（米）]^2

假如一名备孕女性的身高是1.6米，体重是50千克。那么她的体重指数为：50 ÷（1.6 × 1.6）≈ 20，体重指数18.5~23.9为正常范围值。我们就可以得出该备孕女性的体重属于正常范围。

———— 体重指数评估标准 ————

体重指数	评估标准
18.5~23.9	体重正常
24~27.9	体重超重
≥28	肥胖
<18.5	体重过轻

合理调整饮食结构

既然体重直接影响着"孕"力，那么备孕女性需要在充分了解自身体重状况的基础上，适当调整饮食结构，给胎宝宝营造优质的子宫环境。

体重正常者按孕前膳食标准适当调整饮食结构，多摄入富含优质蛋白质的食品，如奶、蛋、瘦肉、鱼、虾、豆制品等。一日三餐都要保证，切不可不吃早餐，这是因为吃早餐可以避免血液黏稠、胆汁黏稠等危险，也可避免午餐进食过多，有助于养成良好的饮食习惯。从孕前3个月就要开始服用多种维生素或叶酸补充剂。

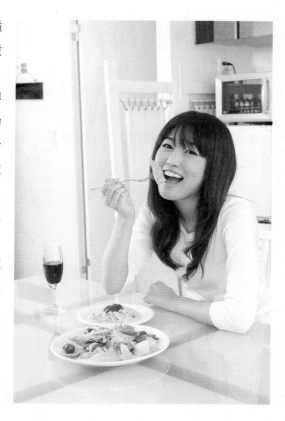

过于肥胖的女性要想把体重减下来，应在保证营养平衡的基础上减少每日热量的摄入，以低热量、低脂肪的食品为主，适当补充优质蛋白质，如鱼、豆制品、鸡肉、牛奶等，多吃蔬菜和水果。主食应占食品总摄入量的60%~65%，减少脂肪类食品的摄入量，如肥肉、内脏、蛋黄、植物油等。另外需要注意的是，减肥的目的是降低因肥胖而导致疾病的危险性，应在医生的指导下进行。准备近期怀孕的女性不宜使用药物减肥。

体重过轻者，孕前应检查自己是否患有营养不良性疾病，如贫血、缺钙、缺碘、维生素缺乏等。如果有，需要在医师指导下进行治疗；如果没有，自孕前3个月起，应补充多种维生素、矿物质和叶酸。同时保证合理均衡的膳食结构，适当增加糖类、优质蛋白食品的摄入，脂肪类食品应按需摄取，不宜过多摄入，要多吃新鲜蔬菜和水果。纠正厌食、挑食、偏食的习惯，减少零食的摄入量。另外，还需检查是否存在潜在的疾病造成的营养不良，如血液病、心血管病、肾病、糖尿病、结核等。戒烟酒及成瘾药物，如吗啡、大麻等。最好让体重达到标准后再怀孕。

二、孕前排毒，轻松生

　　孕前排毒已经成为许多备孕女性的共识。医学专家认为，很多婴幼儿疾病，例如，黄疸、鹅口疮等，都是从母体中带来的，因为母体内"藏毒"，所以婴幼儿才会生病。备孕妈妈们只有先行清除掉身体内的毒素，才能为胎儿创造更好的成长环境。

毒素污染宝宝的居室——子宫

　　有些备孕妈妈会错误地认为胎宝宝有胎衣保护着，便不会受到备孕妈妈体内毒素的侵害。但是，胎宝宝是通过孕妈妈体内的脐带输送血液与获取所需氧气，并吸收各种所需营养素才能健康成长的。如果脐带血中带有有毒物质，则有毒物质会通过脐带输送给宝宝。

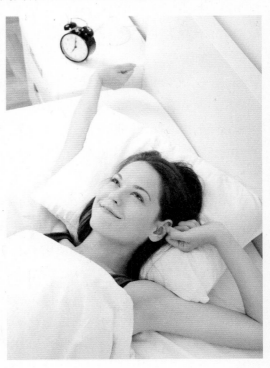

毒素易导致妇科疾病

　　备孕女性体内的毒素易堆积在肠道内，使得肠道变形、膨胀、下垂，从而压迫女性体内的子宫、卵巢、输卵管等，于是会造成这些部位气滞血虚。女性如果气滞血虚，则会导致卵巢功能下降，引发妇科疾病。另外，输卵管受到挤压，也会影响卵子和精子的结合，容易引发不孕不育。

备孕女性自查体内毒素

症状	现象	引起的原由
便秘	排便次数减少（2~3天或更长时间1次）、无规律、粪质干硬，伴有排便困难	无定时排便的习惯，忽略正常的便意，抑制排便反射；饮食过于精细，缺乏食物纤维；饮水过少或运动太少
肥胖	体重超过标准体重20%；体重指数大于24	长期过量食用高脂、高热量的食物
黄褐斑	面部的黄褐色色素沉着，多对称蝶形分布于颊部	内分泌变化；长期口服避孕药；肝脏疾病、肿瘤、慢性酒精中毒、长期日光照射等
痤疮	面部长粉刺、丘疹、脓疱、结节等	不良的生活习惯；心理状态不佳
口臭	口内出气臭秽	口腔问题引起；免疫脏腑功能失调的口臭病，多由肺、脾、胃积热或食积不化引起
皮肤瘙痒	仅有皮肤瘙痒而无原发性的皮肤损害	不良生活习惯及不良情绪引发皮肤排毒功能减弱
慢性胃炎	上腹隐痛、食欲减退、餐后饱胀、泛酸等胃部不适	饮食不节、饥饱失常、脾胃虚弱、劳累过度
湿疹	皮肤瘙痒剧烈，皮损以红斑、丘疹、丘疱疹为主	慢性消化系统疾病、精神紧张、失眠、过度疲劳、情绪变化、内分泌失调、感染、新陈代谢障碍等

排毒4大法宝

运动排毒为首选

运动出汗是最好的排毒方法。运动可以加速体内血液循环，带动毒素经汗液排出。但运动后不能马上淋浴，需等到汗水蒸发或擦干汗水后再淋浴。

食物排毒温和又有效

有一些食物能够帮助人体排出体内的毒素，如海带、紫菜、红薯、糙米、大白菜等，且还要戒烟、戒酒。

按摩法最简单

在肚脐下用手掌掌心顺时针按摩50次，再逆时针按摩50次，早晚各按一回，可促使排宿便。

刮痧法最传统

刮痧可以排毒、去除淤积，让紧绷、毒素过度的肌肉和经络得到舒解。但刮痧要由专业人士操作，以免力度、时间把握不当造成不良后果。

三、和常见妇科病说再见

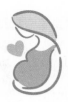

前面已经讲过，不少妇科疾病是导致女性不孕的元凶，就算有幸怀孕，这些疾病也很可能会对胎儿的健康发育带来威胁。因此，备孕女性若患有妇科疾病，一定要在孕前积极配合治疗，这样才能确保未来宝宝的健康。

阴道炎

小敏是做电话客服工作的，有时候忙起来一天接100多通电话，连喝水、去厕所的时间都没有。有一段时间，小敏觉得白带多、下阴痒、小便黄，老想去厕所，小便时还有点痛。受了广告的影响，小敏自己去药店买了一些消炎药，吃了以后感觉好多了。小敏放下心来，又投入到忙碌的工作中去，谁知过了没几天毛病又出现了，好像比上一次还严重些。小敏犯愁了，这什么时候是个头啊？

自我判断是否是阴道炎患者：
①外阴瘙痒、灼热痛、坐卧不宁。
②白带增多，呈白色稠厚豆渣样。
③小阴唇内侧及阴道黏膜上附着白色膜状物，擦除后露出红肿黏膜片，有受损的糜烂面及表浅的溃疡。
④尿频、尿急、尿痛、同房痛。

小敏的同事兼好朋友以前也有过这样的难言之隐，知道了小敏的烦恼之后，就说："你肯定也得了阴道炎了，赶紧去医院看看吧。阴道炎可大可小，不能忽视啊。"

事实上，大多数育龄女性都患过或存在阴道炎症，但很多人对阴道炎并不重视。如果备孕女性在患有阴道炎症的情况下怀孕，很可能会助长霉菌生长，使原有的炎症更加严重。备孕女性若孕前就患有霉菌性阴道炎、滴虫性阴道炎，则很可能会逆行至宫腔影响胎儿生长发育，严重时可出现流产、早产、死胎等情况。即使妊娠可延长至孕足月，在分娩时也很可能会感染胎儿，导致新生儿的一些感染性疾病，同时产妇本身在产后亦容易伤口感染、患上盆腔炎等。

备孕夫妻要留心双方的性生活中是否有异常情况出现，如性交后阴道是否出血等。如果存在类似的异常情况，则应尽快去医院检查，早发现，早治疗，在身体状况允许的情况下再去受孕。

除了及时就医治疗外，阴道炎患者在日常生活中也可以通过一些细节进行调养。

○ 首先应稳定情绪、颐养性情，避免熬夜加班，并根据自己的性格和发病诱因进行心理治疗。

○ 加强锻炼，增强体质，提高自身免疫功能。积极消除诱发因素，及时治疗生殖器官的各种炎症。

○ 多注意外阴及其周围皮肤的清洁，避免用手抓挠，以免感染细菌。治疗期间避免性生活。清洗外阴时，不要用热水烫洗，也不要用高锰酸钾液坐浴。最好用清水淋浴，而不是用各种洗液反复冲洗阴道。

○ 饮食清淡，忌食用辛辣刺激性食物；多食用酸奶，有助于体内有益菌繁殖、抑制有害菌生存；多食用富含抗氧化剂的食物，以增强机体免疫力、抗感染，如葡萄、柿椒、苦瓜、西红柿、西蓝花等。

盆腔炎

白慧今年30岁，一年前意外怀孕。由于当时家里的经济情况不太好，白慧和丈夫商量之后，决定先不生孩子，于是去做了人工流产。白慧术后时常感觉小腹疼痛，还伴有发热、白带增多，去医院检查后确诊为盆腔炎，经过物理治疗有了好转。本以为生活高枕无忧了，谁知道只要白慧工作忙一点，或者因为没有休息好，有些劳累，就会感觉下腹坠胀，腰部酸痛，有时还会阴道出血。于是白慧又去了医院，经医生诊断，盆腔炎已转为慢性。白慧只好继续吃药治疗，但还是断断续续地复发，心情也起起伏伏的。最让她说不出口的是，每次和丈夫性生活后，下腹坠胀、疼痛就会加重，让她心有余悸，丈夫也得不到满足。本来幸福的生活蒙上了一层阴影。

盆腔炎主要是指女性盆腔器官的一类炎症性疾病。备孕女性患有盆腔炎则很可能会导致输卵管粘连阻塞，从而引发不孕；还会对受精卵的运行造成障碍，引起宫外孕，对备孕女性的身体健康和生命安全造成极大的威胁。即便能够顺利怀孕，也可能会使宫内胎儿受到感染而影响健康发育。

自我判断是否是盆腔炎患者：
①下腹部疼痛或发热（高烧或低烧），还会有一些脓性的分泌物。
②下腹部隐隐作痛，或有下坠感，腰骶部酸疼。且症状在劳累后、月经前后、性生活后加重，有时还伴有月经不调或不孕症。

备孕女性应在孕前先治愈急性盆腔炎，在无明显异常时再怀孕。一般来说，在临床痊愈后，无服药的第2个月经周期就可怀孕。

同样地，除了及时就医治疗外，阴道炎患者在日常生活中也可以通过一些细节进行调养。

　注意个人卫生与性生活卫生。经期严禁房事，保持外阴、阴道清洁，防止人工流产及分娩后感染。

　劳逸适度，保持好心情。

　饮食清淡，宜食用易消化的食物，忌食寒凉之物。

　白带色黄、量多、质稠者属湿热症，忌吃煎炸、油腻、辛辣的食物。

　小腹冷痛、腰部酸疼的患者，属寒凝气滞，可食用温热性食物，如姜汤、桂圆肉等。

　五心烦热、腰痛者，多为肾亏阴虚，可多吃肉、鱼、蛋、禽类食物，以滋补强身。

习惯性流产

卢红觉得自己除了容易生点小病外，身体没有什么大问题。但31岁的她，结婚5年，怀孕3次，流产3次，每次都是在3个多月时流产。去医院检查是习惯性流产，打过黄体酮，吃过保胎丸，都没保住孩子。为了生下一个健康的孩子，卢红和丈夫到处求医问药。夫妻俩不知道为此流了多少眼泪。

备孕女性只要曾经连续流产两次以上就要提高警惕，怀疑自己是否为习惯性流产了，要及时到医院接受检查和治疗。习惯性流产只要查明病因，及时对症下药，治愈后怀上健康的胎宝宝还是有很大可能性的。

习惯性流产与一般流产的表现相同，早期仅表现为阴道少许出血，或有轻微的下腹隐痛，出血时间可持续数天或数周，血量较少。一旦阴道出血增多，腹疼加重，检查宫颈口已有扩张，甚至可见胎囊堵塞颈口时，流产已不可避免。如妊娠物全部排出，称为完全流产；仅部分妊娠物排出，尚有部分残留在子宫腔内时，称为不全流产，需立即清宫处理。

若有习惯性流产的备孕妈妈，在怀孕前应到医院做仔细的检查和治疗。常见的治疗方法有：

- 子宫畸形者应进行手术矫治。
- 宫腔粘连者，可服用活血化瘀的中药以达到松解粘连的目的。
- 黄体功能不全者，可予黄体酮补充。若有受孕可能，自基础体温升高的第3~4天起，予以黄体酮10~20毫克/天，确诊妊娠后，持续治疗至妊娠第9~10周。
- 属染色体异常者，如再次妊娠，必须进行产前检查，通过羊水细胞染色体核型分析，了解胎儿是否先天畸形，一旦发现异常，应及时终止妊娠。
- 女方阴道与宫颈排出物、男方精液细菌培养阳性者，根据药敏试验予以相应治疗，直至痊愈。
- 子宫肌瘤较小者，可服用药物治疗；如果肌瘤较大又是单发，可采取手术剔除法治疗。

除了及时就医治疗外，习惯性流产的女性在日常生活中也应该注意加强个人卫生，保持会阴清洁，稳定情绪。在日常饮食中也应多吃可溶性纤维食物，如香蕉等，以防便秘。肠胃虚寒者慎吃性味寒凉的食品，如绿豆、莲子、银耳等；体质阴虚火旺者要避免食用牛肉、狗肉等易上火的食品。

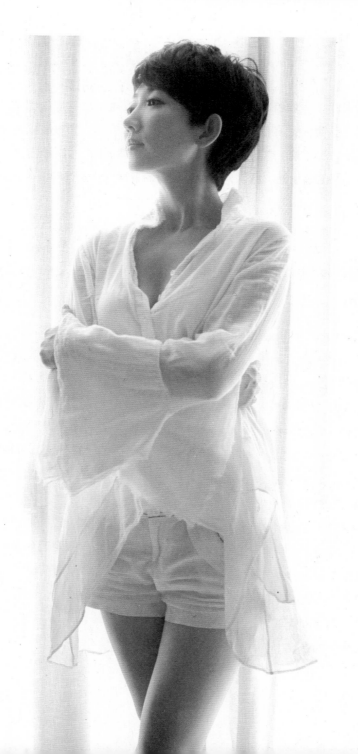

四、过敏体质要特别留意

过敏体质，也叫特禀质，是一种比较容易发生过敏反应的体质。与正常体质的人相比，这类人更容易患上各种各样过敏性的疾病，如过敏性鼻炎、过敏性哮喘、荨麻疹、湿疹等。有研究报道，父母有过敏体质的，将来孩子得过敏性疾病的概率也会比其他孩子高。所以，有过敏体质的备孕女性在怀孕前应该要特别注意。

过敏体质易产生抗精子抗体

所谓的过敏体质就是女性体内的免疫系统紊乱，而出现了原本不该出现的抗体，如抗精子抗体。所以此时精子只要一进入女性体内就会被抗精子抗体杀伤，使得怀孕的概率降低，影响受孕。还有一种透明带抗体，透明带是卵子表面的一种结构，女性体内若带有这种抗体，只要卵子与透明带结合，就会导致卵子受损，影响卵子的受精率，即使受孕也很容易流产。

那么备孕女性在怀孕前及孕后该如何最大限度地降低宝宝患上过敏体质的概率呢？

避免接触过敏原

医学专家指出，过敏体质的人在接触到过敏原时，身体会自动识别并认为这是有害物质，于是激活体内的过敏介导细胞，释放出过敏介质，从而出现各种免疫变态反应性疾病。过敏体质的人相对更容易发生过敏反应，如鼻塞、流清鼻涕、眼睛痒、气喘、皮肤红斑、风疹、腹泻等。

因此，过敏体质的备孕女性应尽量减少甚至避免接触过敏原。常见的过敏原有花粉、灰尘、动物皮毛、霉菌、海产品等，同时室内要保持通风，床单、被褥要经常洗晒。

备孕期尽量别吃抗过敏药

有些过敏反应症状比较轻，一段时间后会自行好转，有些则需要靠药物来控制。可"是药三分毒"，尤其是在怀孕期间用药更是应该慎重。那么，过敏体质的女性，在怀孕过程中能否用药呢？

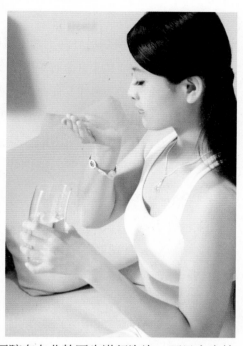

对于一些像气喘等需要长期服药的过敏体质女性，在备孕期最好还是请专业的医师先评估药物的安全性，选择对胎儿没有伤害的药物或是减少药物剂量，并谨遵医嘱，不擅自服用、停药或是减少药量。

如果是在确定怀孕前，就已经服用了某些药物而担心影响胎儿的生长发育，必须确定药名后（或保留药物），到医院向专业的医生进行咨询，而且在产检时一定要告知医生，请他们作进一步的详细检查。

坚持母乳喂养可预防过敏

母乳的神奇之处就在于，它会根据自家宝宝的营养需求"量身定制"并及时调整营养成分，而且母乳中含有特有的免疫因子，有利于提高宝宝的免疫力，能帮助宝宝更好地抵抗过敏原的干扰。所以，相对来说，母乳喂养的宝宝更不易患过敏症。因此，宝宝出生后，妈妈应不怕辛苦，坚持母乳喂养，建议纯母乳喂养至少坚持4~6个月。

有的新手妈妈担心：奶都下不来，怎么母乳喂养？其实只要在宝宝出生前，准妈妈适当按摩乳房就可以保持乳腺畅通，有助于产后下奶。

五、孕前贫血要重视

　　贫血是指人体外周血红细胞容量减少，低于正常范围下限的一种常见的临床症状。许多备孕女性认为贫血对于怀孕没有很大的影响。其实不然，怀孕以后孕妈妈的血液要供给两个人使用，此时对血液的需求量会增大，会加重贫血。这样会使得胎宝宝的血液供给量不足，严重者会危及母体和胎宝宝的生命安全。

孕期贫血危害大

　　女性妊娠期间，由于血液要供应给胎宝宝以满足其需要，母体的血容量会比正常时增加约35%，其中血浆的增加相对于红细胞更多，使得血液稀释。怀孕期贫血会使得孕妈妈发生贫血性心脏病、产后出血、产后感染，甚至心力衰竭等，而且母体内的胎宝宝也会出现发育迟缓、自然流产、早产等现象。所以在怀孕前，一定要先接受治疗，使血液的各项指标都达到或接近正常值，并且怀孕后也要定期去医院检查，继续防治。

　　一般贫血的治疗应该是在医生的指导下补充铁剂。在口服铁剂两周后血红蛋白逐渐明显上升，一个月后贫血可逐渐恢复。医生一般还会建议在服用铁剂的同时配合服用维生素C，以促进铁的吸收。若血红蛋白低于6克时，可进行少量多次的输血或输红细胞。

自测是否贫血：
※容易感觉疲劳、憋气、心跳。
※头重、头晕，早晨很难起床。
※脸色不好，眼结膜变白。
※食欲不振、恶心、便秘。

中医偏方补血又养颜

中医学认为，贫血的形成多由长期慢性肠胃疾患或长期失血、妊娠失养，加之饮食失调、护理不当等所致。女人以养血为本，以滋阴养血为主。平时要注意加强饮食调理，保持脾胃的健康和旺盛的食欲，既要饮食有节，又要重视脾胃疾病的治疗，阿胶、当归、红枣、枸杞子、桂圆肉、首乌等都是最好的补血养颜的材料；学会科学生活方式，保证有充足睡眠及充沛的精力和体力，并做到起居有时、娱乐有度、劳逸结合，不熬夜，不偏食，戒烟限酒，不在月经期或产褥期等特殊生理阶段同房等。

菠菜猪肝汤作为一个补血的最佳食疗方子，既能补血养血，还可清肝明目。操作起来也很简便：取新鲜连根菠菜200~300克，猪肝150克。将菠菜洗净，切段，猪肝切片；锅内水烧开后，加入生姜丝和少量盐，再放入猪肝和菠菜，水沸后肝熟，饮汤食肝及菜。菠菜补血之理与其所含丰富的类胡萝卜素、抗坏血酸有关，两者对身体健康和补血都有重要作用；猪肝味甘、苦，性温，有补肝、明目、养血的功效，适宜气血虚弱、面色萎黄缺铁性贫血者。菠菜猪肝汤汲取菠菜及猪肝的精华，汤不腻，易入口，既能补血又能养颜。

日常生活调养

贫血的备孕女性除了在医生指导下补充铁剂和食用食疗偏方外，还应该保持心情舒畅，避免剧烈活动，防止劳累。另外，要经常参加体育锻炼，平时可练习瑜伽、太极拳、保健气功等舒缓运动；日常生活中保持乐观情绪，不仅可以增进机体的免疫力，而且有利于身心健康，同时还能促进体内骨骼里的骨髓造血功能旺盛起来，使得皮肤红润、面有光泽、气血充盈。

六、宫寒调理先暖宫

子宫是孕育宝宝的"居室"，更是女性最重要的生殖系统器官。而如今社会的便利条件，如空调、冷饮等，使得许多女性都有宫寒的烦恼。所谓宫寒，并不是指子宫腔内的温度低，而是指子宫及其相关功能呈现不足、低下的状态。这种状态就好像是天空没有太阳，空气中没有阳光，大地失去温暖，子宫也同样地，变得不再适合胎宝宝居住。

看看你是否体寒

如果有超过5项右侧所示症状的女性，则体内有寒症，容易引起宫寒。爱吃冷饮、穿衣服薄少等，都可以引起外寒入侵，寒邪藏体。还有些女性崇尚减肥瘦身，控制饮食，导致营养不良，也会容易虚不敌寒，最后造成宫寒。

- 手脚冰冷、酥麻。
- 小腹冰冷。
- 手脚冰冷且腰部疼痛、易疲劳。
- 手脚冰冷且月经不调、痛经。
- 手脚冰冷且关节痛。
- 手脚冰冷且易积食、腹泻、便秘。
- 手脚冰冷且头痛、时而眩晕。
- 手脚冰冷且有时意识模糊。

中医调理宫寒先暖宫

子宫受寒、血液循环不畅会使得寒气和湿气长期驻留在子宫里，久而久之，子宫的功能便会受到影响。中医治疗宫寒的原则就是暖宫。临床常用于治疗宫寒的中成药有艾附暖宫丸、金匮肾气丸、调经促孕丸、天紫红女金胶囊、鹿胎膏等。

中医里有一个补气养血、健脾益肾、驱寒止痛的食疗方——艾草煮鸡蛋。将艾草加水煮汤，新鲜鸡蛋放入煮熟，剥壳后再煮5分钟即可。每天清晨吃2个鸡蛋，服15毫升艾叶汤。艾草煮鸡蛋之所以有用，是因为艾叶味辛性温，具有温经止血、散寒止痛、降湿杀虫的功效，主治月经不调、痛经、宫寒、带下等，灸治百病；鸡蛋性味甘、平，可补肺养血、滋阴润燥，用于气血不足、热病烦渴等，是扶助正气的常用食品。二者合用能补阴益血、除烦安神、驱寒补气。

　　而在其他暖宫的食物中，还属乌鸡是最好的，多食用乌鸡可以补血驱寒。宫寒的女性还可以多吃温补的食品，如桂圆、大枣、牛奶、红肉、辣椒、红糖、姜、红茶等，在平时的饮食中还可以加入老姜、桂皮、小茴香等佐料，常吃有利于改善体质。此外，红枣、桂圆等也是温宫补血的佳品。宫寒的女性还需要注意尽量少吃凉性的食物，如绿茶、西瓜、冷饮等。

日常生活调养

　　宫寒主要是寒邪入侵引起的，因此在平时的生活中，有宫寒的女性要注意保暖，避免长时间吹冷气，避免穿露脐装或迷你裙。宫寒的女性可以随身准备坐垫，避免坐在阴冷潮湿的地方，一定要坐的话就要铺上坐垫。中医有"动则生阳"之说，即运动可以改善体质，每天保证半小时的走路时间，能改善血液循环。平日多用热水烫脚，刺激足底的经络和穴位，使身体处于温暖状态也可改善宫寒症状。经常搓搓手脚能使身体发热，也可以促进血液循环。

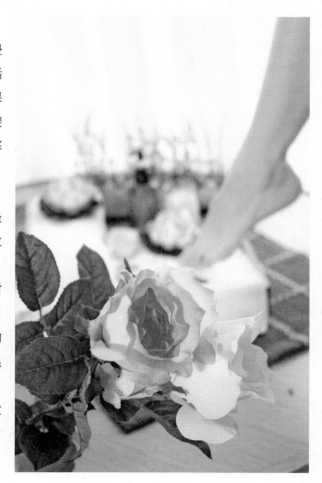

七、痛经不容忽略

痛经是指经期前后或来潮期间，下腹和腰部出现痉挛性疼痛。痛经是当今绝大多数女性最为之头疼的"毛病"之一，严重者会影响日常生活，甚至痛到无法动弹，只能卧床休息。痛经严重的女性还可能会患上不孕症，影响受孕。

自测痛经的症状

如果是原本不痛经的女性，忽然开始痛经，则大多是由子宫、卵巢疾病引起的，这种情况下一定要及时到医院接受诊治。长期痛经的女性可能是因为患有子宫疾病，也同样需要到医院检查是否患有子宫内膜异位症、子宫肌瘤、盆腔炎等。

- 消化不良、食欲不振、腹泻等肠胃不适，伴有恶心、呕吐等。
- 心跳加剧、易受惊、脸发热、晕眩等神经性症状。
- 头痛、四肢或全身酸痛，手脚酥麻、冰冷等症状。
- 小便不畅、易浮肿、乳房胀痛等。

中医调养痛经有奇效

女人气血瘀滞，气血运行欠畅通，故经前或经期小腹胀痛、拒按，经量少或排出不畅；经血瘀滞，故色暗有块；瘀滞随经血而外泄，故经后疼痛自消。但若瘀滞之因未除，则下次经期腹痛复发。因此，经前1~2天可以煮红糖姜水喝，将姜片煎汤后加红糖调味，每日1次，连服3~4天，只要坚持喝一段时间，痛经的症状会有所改善。

从中医的角度来说，红糖性温、味甘、入脾，具有益气补血、健脾暖胃、缓中止痛、活血化瘀的作用；生姜味辛、性微温，具有发汗解表、温中止呕、温肺止咳、解毒的功效。二药合用，能补气养血，温经活血，适用于胞宫虚汗、小腹冷痛、量少色暗者。

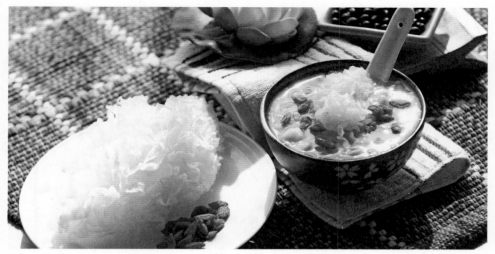

　　除了喝红糖姜水之外，痛经的女性平日要适当吃一些具有疏肝理气、活血调经作用的食物，如白萝卜、柑橘、佛手、茴芫荽等；不可过食生冷寒凉食物，注意保暖；讲究卫生，少食含咖啡因的食物；避免神经紧张，造成月经期间不适。需要注意的是，寒湿凝滞型痛经是由于受到寒湿气入侵，形成血瘀的症状，平时应多吃一些具有散寒化湿、温经活血作用的食物，如生姜、羊肉、狗肉、葱白、山楂等；湿热下注型痛经平时应多吃一些具有清热除湿、化瘀止痛作用的食物；气血虚弱型痛经适当多吃一些具有益气养血、调经止痛作用的食物；肝肾不足型痛经应适当多吃一些具有补益肝肾、调经止痛作用的食物。

　　另外，只有原发性痛经患者用食疗效果较好，而继发性痛经常见于内异症、子宫肌瘤、盆腔炎症性疾病、子宫腺肌病、子宫内膜息肉和月经流出阴道梗阻等，必须积极治疗原发病，这样才能真正远离痛经。

🐾 日常生活调养

　　痛经的女性在经期中要保持身体暖和，并放松肌肉，尤其是骨盆的位置，还可在腹部放置热敷垫或热水袋。月经来潮前夕，散步或从事其他适度的运动，舒缓经络、增强血液循环，也可使得月经来潮期间会比较舒服和放松。

八、月经不调需调理

吴文在广告公司上班，经常要加班，客户一句不满意，就要和同事们熬到深夜。等到回家洗漱完，已经凌晨了，几乎就没有在12点前睡过觉。偶尔早回家一回，吴文反而还睡不着了。时间久了，她老是感觉特别疲惫，心烦易怒，脸色暗淡无光，时不时还会蹦出几颗痘痘，完全没有青春女性的朝气。

最近几个月，吴文发现她一直还算准时的月经也混乱了，有时候提前一星期，有时候推迟半个月，有时候量非常大，有时候又反常地少，经前乳房胀痛，浑身酸软无力，难受得很。有一回给妈妈打电话，吴文无意中提到这几天"大姨妈"来，妈妈奇怪地问："不是刚刚来过吗？这才几天啊？"听到吴文说月经已经混乱几个月了，吴妈妈急了："你这孩子，怎么一点儿都不长心呢？这是小事吗？老大不小的人了，弄不好要影响以后生孩子的。明天不要上班了，去医院看看。最好看中医，好好调养调养。"于是吴文"奉命"来到医院的诊室，仔细地向医生讲了她的问题。

育龄女性中月经不调的情况十分常见。而不能快速怀孕和月经不调却有着很大的关系。如果月经不调，则难以预测排卵期，甚至有可能不排卵，因此会影响女性顺利受孕。

自检月经是否正常

西医学认为，引起月经不调的原因有很多，应找到根源、对症下药。不排卵和排卵无规律都是原因之一。其中，多囊卵巢综合征被认为是不排卵的主要原因，而引发多囊卵巢综合征的首要原因是肥胖。因此，体重在短时间内迅速增加的女性，应当警惕是否患上多囊卵巢综合征，需要及时就医检查诊治，并配合运动减肥。

当自检的结果达到后述症状的一半或一半以上时，就是月经失调，应及时到医院接受适当的检查。

月经提前或推迟7天以上，或不来潮。

月经周期未达21天或长达37天以上。

月经周期正常，但月经量过多或月经来潮持续时间长。

月经周期正常，但月经量过少或月经来潮持续时间短。

月经来潮前或月经来潮时，肋骨疼痛，小腹发胀，感觉身体忽冷忽热。

经血呈紫黑色、猩红色和泔水状。

血块和经血一同排出，经期中感觉恶心，并有呕吐症状。

很灵老偏方

中医认为，月经不调主要因七情所伤或外感六淫，或先天肾气不足、多产房劳、劳倦过度，使脏气受损，肾肝脾功能失常，气血失调，致冲任二脉损伤，发为月经不调。症状有月经过多、月经过少、月经过频、月经稀发等。

所以，除了去医院进行专业的医学治疗外，还可以用中医的食疗偏方进行日常的调理和保养。

这个偏方就是益母草鸡蛋汤：将煮熟的鸡蛋剥壳后和益母草一起煮，加入红糖即可。

日常生活调养

随着生活、工作节奏的加快，越来越多的女性不得不长期熬夜、昼伏夜出，或者失眠，使身体原有的生物钟发生了改变，引发机体生命节律发生紊乱，导致女性体内的脑垂体分泌的促激素紊乱，进而影响女性的排卵周期，出现月经不规律。因此，备孕女性平时要注意休息、减少疲劳，加强营养，增强体质；尽量避免剧烈的情绪波动和精神刺激，保持心情愉快；防止房劳过度，经期绝对禁止性生活。

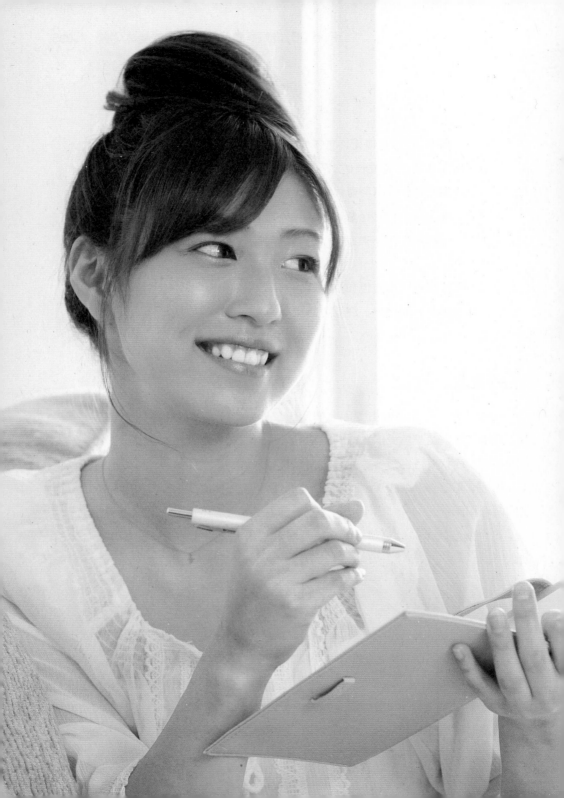

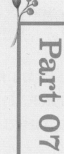

Part 07

提高受孕率，
从找到排卵日开始

　　生育一个健康、活泼、聪明的宝宝，是每位备孕爸爸、妈妈的心愿，这就需要把握最佳的受孕时机。备孕女性在排卵期当天及前3天同房，受孕率较高，而在排卵当天，受孕率最高。为了更加顺利地受孕，备孕女性应该在孕前了解自己的排卵日，而找准排卵日是有诀窍的，只要掌握了本章所讲方法，多管齐下，就能大大提高受孕率。

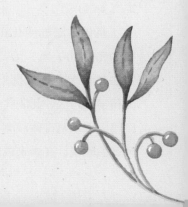

一、利用基础体温 找排卵日

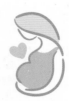

赵霞今年27岁，在银行工作。每天长时间和高强度的工作，使得她压力很大。赵霞和李军结婚之后，原本夫妻俩打算近期内要个孩子，但是赵霞的月经周期一直不准，因此难以测算出准确的排卵日。加上李军经营着自己创办的公司，十分忙碌。夫妻俩备孕了一年多都没要上宝宝。

赵霞只能上医院求助医生。医生听过了赵霞的描述，和经过对赵霞身体检查情况的判断，说道："你的月经周期不准时，是由于你的工作压力太大引起的。月经周期不准，使得排卵期难以预测。但是，你可以通过每天早上测量基础体温值来判断自己的排卵情况。既不费时，操作又简单。"赵霞从医院回到家中，就开始每天早上测量基础体温。3个月后，终于顺利地怀上了宝宝，赵霞和李军别提有多高兴了。

基础体温的变化和女性排卵有着极为密切的关系，因此，基础体温测定法是备孕女性掌握自己排卵期的较

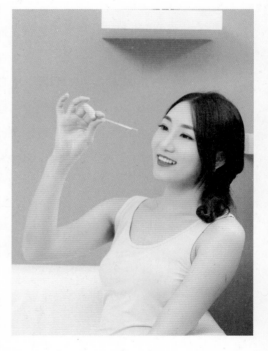

为科学的方法。此法简单、易行，但需要坚持数月。备孕女性若月经周期不规律，则可以采取基础体温测试法来预测排卵期。基础体温（BBT）为女性在6~8小时的睡眠后醒来，在尚未进行任何活动之前所测得的体温。基础体温通常是人体一昼夜

中的最低温度。一般来说，育龄女性排卵前期基础体温会有所下降，排卵后的基础体温比排卵前高0.3~0.5℃，在月经前1~2天或月经来潮第一天体温降至排卵前的水平。下个月的基础体温再次重复这种变化。

对温度中枢起作用的激素是孕激素，因此体温曲线的走向，也大致反映了孕激素的波动。排卵前孕激素是由肾上腺分泌的，量较少，所以体温曲线呈低温状态。排卵后，卵泡转变为黄体，此时会分泌大量的雌激素和孕激素，于是体温急剧上升，呈高温状态。

方法：准备一个电子体温计（也可用水银体温计），每晚临睡前将体温计放在枕边易取之处。第二天早上睡醒后，在不说话和未做任何活动的情况下，静躺5分钟后，将体温计放于舌下或腋下，5分钟后取出。把得到的结果记录在下边的基础体温记录单上。

推断排卵期：将一个月经周期每天的基础体温连接成线，基础体温从低转高的时间就是排卵时间。

表7-1：正常排卵的曲线表

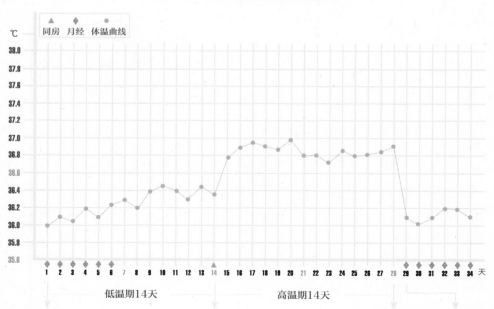

─────── **表7-2：基础体温记录表** ───────

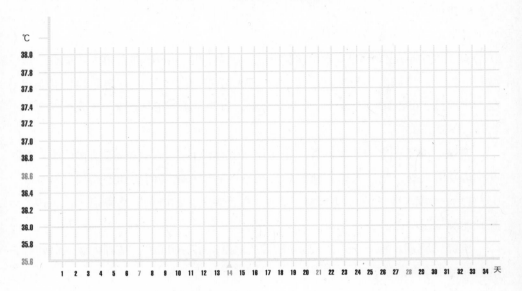

　　但排卵不一定发生在基础体温最低的那一天，这个是因人而异的。按照相关统计，低温出现在排卵当天的女性大概占被测量人数的39%，出现在排卵前1天的占20.5%，前2天的占16%。基础体温最低值出现在排卵后的也有，后1天的占11.4%，后2天的占6.8%，甚至还有后3天的。所以基础体温观察法也要结合其他监测排卵的方法一起进行。

🦶 基础体温曲线也会有误导

　　并不是当体温曲线发生前低后高的变化时，就说明一定发生了排卵。因为有些前低后高的体温曲线双相也会出现类似排卵的假象。当未成熟的小卵泡黄素化，或当直径大于20毫米的大卵泡未破就黄素化，都会使孕激素升高，出现体温曲线前低后高的现象。

　　同样地，有些备孕妈妈本身的体温调节中枢对孕激素的反应不敏感，虽然孕激素受排卵的影响而波动，但是体温却没有明显的升降。因此从基础体温曲线上观测不出确切的排卵日。

二、利用排卵试纸找排卵日

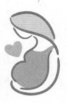

找准排卵日对于顺利受孕来说，显得十分重要。而在寻找排卵日的方法中，最便利的方法还要属排卵试纸检测法。卵泡在促卵泡激素和黄体生成素的协同作用下发育成熟，而只有当黄体生成素水平急速升高，出现一个峰值，才能促使卵泡破裂排出卵子。排卵试纸就是通过检测黄体生成素水平的高峰而找到排卵日。

排卵试纸检测法是通过一个简单的尿样检查，帮助女性提前20~44小时准确地检测到排卵，以增加怀孕的概率。现在很多备孕女性都依靠排卵试纸来帮助提高受孕的概率。排卵试纸可以在药店或在医院买到，备孕女性在家里就能自行进行检测，十分便捷。

但是当排卵试纸出现阳性，即试纸颜色发生变化时，往往不能确定是否已经到了峰值。因此需要增加测试的频率，原本一天测试1次，此时就要增加到一天2次，甚至3次。如果看到试纸的颜色由深又变浅时，则可以肯定的是上一次测试的就是峰值。

◦ 检测方法

取得尿液，按试纸使用说明将试纸浸入尿液中。若体内黄体生成素含量将达到峰值（也就是排卵期），则试纸的颜色会发生改变，表示备孕女性即将排卵（具体的检测方法，不同的试纸有所不同，详细参考试纸的使用说明）。

更准确的LH半定量检测试纸

普通的排卵试纸是通过观测试纸变化的颜色来判断峰值，这有时会难以判断，目前出现了一种更精确和更直观的新型试纸——LH半定量检测试纸。用普通的排卵试纸测试黄体生成素时，并不知道自身的黄体生成素的水平到底是多少，只知道检测线颜色的深浅。而LH半定量检测试纸就克服了这个不足，它利用"色标"可以找到具体的数值。

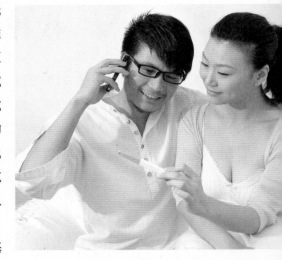

根据每天测到的数值，就像画基础体温曲线一样，每个月可以画出一条黄体生成素水平的曲线。而从曲线的变化中，备孕妈妈们能够很容易地判断自己的四种情况：有正常排卵、没有排卵、内分泌功能异常、卵泡黄素化。在LH半定量检测试纸的说明书上有四种不同类型的曲线图。因此，如果有排卵的话，从这个曲线图上很方便地就能找到哪一天是排卵日。而如果没有排卵，也能很容易地看出大致是出现了什么问题，这样就使得排卵试纸"升级"为带有诊断功能的试纸。

使用排卵试纸的注意事项

◎排卵试纸与大部分其他试纸一样，都属于一次性试纸。

◎打开密封试剂的铝箔袋，应在1小时之内尽快使用。

◎检测前不宜喝太多的水或其他饮料。

◎排卵试纸应在规定时间内观察反应结果，30分钟后结果无效。

◎使用前不能使试条受潮或触摸反应膜，罐装试条取出试条后请立即把罐盖盖紧。

◎排卵试纸产品不同，结果有差异，建议结合两种以上的试纸品牌，或者结合基础体温、观察宫颈黏液性状等判断。

◎在开始检测之前要仔细阅读说明书，准确根据每个步骤去做。

◎测试前不要服用一些如激素类的、可能会影响到测试结果的药等。

三、利用B超找排卵日

用B超监测排卵则是最直观的方法。B超能直接看到卵泡发育的情况，通过监测其大小来预估卵泡排卵的具体日期。而B超中属阴道B超的准确性最高，备孕妈妈们可以通过阴道B超监测自己体内的卵泡生长发育、排卵及黄体形成的情况。

阴道B超

高分辨率的阴道探头几乎能直接接触被扫查器官，紧贴宫颈、穹隆，无需充盈膀胱，不受肠腔气体干扰和腹壁声衰减的影响，故使盆腔器官的声像图清晰，尤其以子宫内膜和卵巢的观察更为清晰，并且可以重复监测，安全可靠，准确率高。通过动态观察卵泡超声图像的变化，能比较全面地监测卵泡的生长过程。

阴道B超主要监测的是子宫内膜、卵泡大小和排卵征象。卵泡早期的内膜较薄，厚度约3~6毫米，随着卵泡的生长，雌激素水平逐渐升高，内膜不断增厚。当卵泡达到成熟时，内膜厚度可达10~14毫米。卵泡大小的监测是通过测量卵泡时显示的卵泡最大切面后，测量卵泡的长径和与之垂直的横径，取其平均值。当卵泡直径达18~20毫米时成为成熟卵泡，呈椭圆形或圆形，内为无回声区，边界清楚，有一定张力，常凸于卵巢表面。

排卵的征象通常表现为

①成熟卵泡消失，最为多见；②卵泡缩小，原成熟卵泡直径明显缩小（大于5毫米），形态不规则；③子宫直肠凹积液（即盆腔积液），约出现40%；④子宫内膜呈分泌期反应。

B超排卵监测时间

自然周期排卵监测。月经周期28~30天者，从月经来潮第8~10天开始第1次阴道B超监测；月经不规律者，可从白带增多开始监测。当优势卵泡小于10毫米时，每3天监测1次；直径为10~14毫米时，每2天监测一次；当直径不小于15毫米时，每天监测1次。同时结合月经周期、内膜厚度、BBT、宫颈黏液及尿LH半定量测定来预测排卵时间。

- **药物促排周期。**一般为月经周期第3~5天开始用药，用药前需用阴道B超监测，了解卵巢的情况，卵巢上若有大于1厘米液暗或卵巢占位，一般该周期不促排。

B超监测到异常卵泡周期的卵泡表现

- **无排卵周期：**双侧卵巢内细小卵泡稍发育后连续观察无变化或无卵泡发育。

- **小卵泡周期：**连续观察每天卵泡生长缓慢，卵泡排卵时直径小于17毫米。

- **不破裂卵泡黄素化综合征（LUFS）：**卵泡生长发育正常，但在排卵期不发生排卵，卵泡内无回声区内出现点、线样回声，呈黄素化改变。

需用B超监测排卵的女性

从医学的角度来看，有三种女性是需要用B超监测排卵的。

首先是内分泌失调的女性，其中最常见的是多囊卵巢综合征患者，一般会通过药物治疗促排卵，然后用B超监测患者的排卵情况。

第二种是免疫性不孕的女性，比如抗精子抗体很高的女性，最好在平时用避孕套，通过药物治疗后，再用B超监测排卵，在排卵的那几天受孕。

此外，患有月经紊乱、月经不调的女性，因为排卵不规律，也可以通过B超监测了解自己卵子的发育情况，一般从月经开始后的第8~10天起，用B超监测卵泡的发育。

而对于月经周期规则、基础体温双相的不孕妇女，往往以为卵泡发育正常而忽视对其进行进一步检查。实际上，这类病例中卵泡发育和排卵异常是比较多见的，运用B超监测育龄妇女，特别是不孕妇女卵泡发育详细情况，确认其有否卵泡发育成熟、有否排卵及排卵时间，为临床对症治疗提供可靠依据是十分重要的。

四、利用白带拉丝、
排卵痛判断排卵日

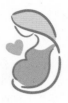

除了通过上述方法来预测排卵日外，备孕妈妈们还可以通过观察以下身体变化来协助判断排卵日是否来临。

排卵期出血

一天上午丽娜和几个朋友，相约一起去郊游。丽娜一伙人爬了几段山路之后，可能由于平时缺乏运动，丽娜觉得特别的劳累，当时没有觉得有其他的不适，于是也没有多想。当天晚上回家，丽娜早早洗漱完毕，正准备休息，突然发现阴道有少量出血的现象。吓得丽娜立刻上医院。经过医生的详细检查，发现丽娜这种情况是属于排卵期出血。因为出血的情况不算严重，所以医生也没有给丽娜开药，只是叮嘱她要多休息，在排卵期不能剧烈运动。丽娜才终于松了一口气。

"排卵期出血"是指一些女性会在两次月经中间出现阴道少量出血的情况，这种情况一般会持续半天或几天，有时候还会伴有轻微的腹痛或腰痛。之所以会出现排卵期出血的情况，是因为卵泡破裂，排卵后雌性激素水平下降，难以维护子宫内膜的正常生长而发生子宫内膜突破性出血。如果只是偶尔出现一次排卵期出血的情况，且出血时间不长，量也不多，备孕妈妈则无须为此而担心。但如果备孕妈妈经常出现排卵期出血且出血量多，腹痛不适，建议尽快去医院就诊。

📎 排卵期腹痛

　　一般来说，女性在排卵期不会有不适的感觉，但有一些女性因痛感神经十分敏感，会在排卵时感到下腹部尤其是侧面隐隐作痛，这被称为"排卵痛"。备孕妈妈出现排卵期腹痛也可能是排卵的信号。

　　但是因为排卵期腹痛不是每个月和每个女人都会出现的症状，所以不能单纯依靠排卵期腹痛来判定排卵日。

📎 白带拉丝

　　在排卵前2~3天，备孕妈妈的阴道会变得越来越湿润，白带明显增多，且像鸡蛋清一样清澈透明，还可以拉出很长的丝，这种情况会持续3~5天的时间。当出现这种情况时，也表示备孕妈妈正处于受孕黄金期。

　　因为在排卵前，女性的内分泌活跃，雌激素会达到一个高峰，使得子宫颈分泌出大量的含水量丰富的白带，而这种蛋清状的白带有助于精子更顺利地进入子宫颈。拉丝出现的1~4天后卵泡会破裂排卵，但不是拉丝一出

现就是排卵日，排卵也不会发生在拉丝最长的那一天。排卵一般出现在拉丝现象快结束的时候，此时阴道外面的分泌物已经很少，但是在子宫颈内仍有大量的分泌物在。所以在拉丝即将结束时同房，仍然可以有助于精子的进入。

　　出现拉丝并不意味着一定会出现排卵。如果出现拉丝之后，黄体生成素没有出现峰值，则排卵没有发生。因此在观察白带拉丝的同时，也要结合排卵试纸来判定排卵日。

五、这些体位比较容易受孕

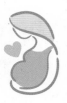

好的同房体位，能保证精子射出时，尽可能地靠近女性子宫颈，达到受精的目的。要想达到这种效果，一般有两种姿势：男上女下体位、胸膝位。尤其是男上女下体位，被认为是最佳的"受孕姿势"。

男上女下体位

采取这种传统的体位时，位于上方的男性能更深更近地触到女方的宫颈，等于无形中帮助精子更快更顺利地冲到最前与卵细胞结合。男性在最后冲刺阶段时，应尽量接近深处，这样有助于缩短精子的路程，而对于女方而言，平躺仰卧的姿势方便精液射在宫颈口周围，当宫颈外口浸泡在精液中时，给精子进入子宫创造了绝佳的条件。

胸膝位

胸膝位，又称后位式，即备孕爸爸从妻子的后方进入。这个体位可以使阴道腔的位置降低，便于储存精液，使精液尽可能地接近子宫。采取后位式同房完毕后，备孕妈妈采用俯卧式，在腹部下垫个枕头，并维持30分钟。这样子宫颈也正好可以浸泡在精液池中，使精子能更顺畅地进入子宫。如果是子宫后位的备孕妈妈，应该多采用后位式同房。

不宜采用的同房体位

站立式、坐式等体位会导致备孕妈妈的阴道口向下，而使得精液流失，不利于受孕。所以，备孕夫妻不宜采用这两种体位。

有些备孕夫妻为了增添乐趣，喜欢共浴同房。这种方式同样不利于受孕，因为热水会升高男性的体温，使得精子数量减少。

六、"灰色受孕期" 不宜受孕

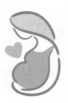

所谓"灰色受孕期"，是指当精子和卵子在不良的生理状态或自然环境下相遇，所形成的受精卵很容易受到干扰，从而影响受孕质量。在准备怀孕的过程中，备孕夫妻一定要注意避开以下五个"灰色受孕期"。

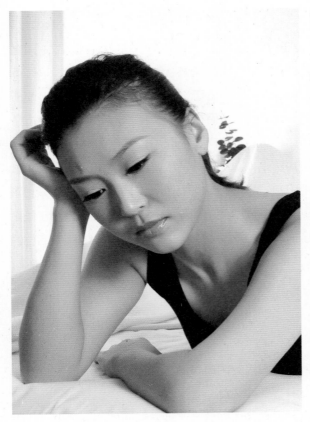

身心欠佳时

备孕夫妻的身心健康和受孕有着十分密切的关系。备孕夫妻在身体健康、心情愉快的状态下受孕，会使内分泌系统分泌出大量对身体健康有益的激素、酶及乙酸胆碱等，不仅可以提高受孕率，还可以提高孕育出优质宝宝的概率。反之，若备孕夫妻在身体疲劳、心情欠佳时同房受孕，就会影响精子或卵子的质量，不利于形成优质的受精卵，还会对受精卵的着床、生长造成不利影响，严重的话还会造成流产。因此，夫妻双方在身心状态欠佳时应避免受孕。

人体生理节律低潮期

据研究显示，每个人从出生到生命终止都有着一定的生理节律，即其内在的体力、情绪和智力三个方面存在一定的周期性变化。

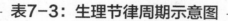

表7-3：生理节律周期示意图

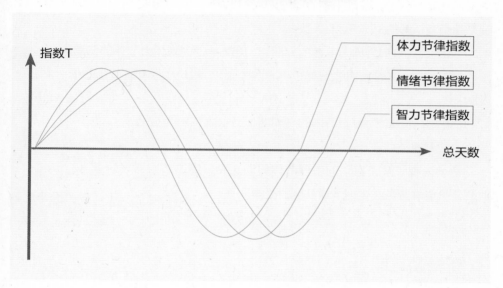

人体所存在的这种生理节律会对女性受孕造成一定的影响。当备孕妈妈的身体处于生理节律低潮期或低潮期与高潮期临界时，身体极易感到疲劳、抵抗力下降、注意力不易集中。判断力下降，情绪变得极不稳定。在受孕过程中，如果备孕夫妻双方都处于生理节律低潮期，生出体弱、智力有问题的宝宝的概率较高；如果备孕夫妻有一方处于生理节律低潮期，另一方处于生理节律高潮期，容易生出健康情况和智力情况一般的宝宝；若备孕夫妻双方都处于生理节律高潮期，则生出健康、聪明宝宝的概率极高。

因此，备孕夫妻应避免在生理节律低潮期受孕。那么，备孕夫妻要如何判断自身是否处于生理节律低潮期呢？

方法1： 一般来说，备孕妈妈的生理节律低潮期是在来月经的前一周。对于备孕爸爸而言，生理节律的低潮期通常也是以30天或45天左右的时间为一个周期，但要了解具体的生理节律周期，则需要平时细心观察，看看自己在哪几天较易发脾气。

方法2： 首先，要先算出自己的出生日到计算日的总天数（需要将每4年1次的闰月计算在内），除以生物节律的天数23、28、33，所得到的3个余数X、Y、Z就是你想要了解的3个周期的天数。

当 $0 < X \leqslant 11$ 时为体力节律的高潮期，当 $X \geqslant 12$ 时为体力节律的低潮期；

当 $0 < Y \leqslant 14$ 时为情绪节律的高潮期，当 $Y \geqslant 15$ 时为情绪节律的低潮期；

当 $0 < Z \leqslant 16$ 时为智力节律的高潮期，当 $Z \geqslant 17$ 时为智力节律的低潮期。

备孕夫妻了解了自己的生理节律周期之后，经过适当调节，就能够避免在生理节律低潮时受孕。

🐾 新婚蜜月期

新婚是人生最幸福的时刻，但此时播下的"爱的种子"未必是最优质的。一般来说，新婚蜜月期并非优生的好时机。优生学专家认为，新婚前后，夫妻双方为了操办婚事而奔走劳累，会消耗大量的体力和精力，使精子和卵子的质量降低。而在蜜月期，新婚夫妻的性生活频率较高，会导致精子数量减少，并对受精卵在子宫着床的环境造成一定的影响，不利于优生。那么，新婚夫妻在婚后多久怀孕比较合适呢？

一般来说，夫妻在结婚后1~2年内怀孕较好，这是因为：

● **结婚1~2年夫妻关系比较稳定。** 此时夫妻双方的关系已经比较稳定，且已经熟悉和适应了彼此的生活习惯，配合比较默契，同时，夫妻双方又都保有恋爱时的甜蜜，更有利于受孕。此外，夫妻双方的经济收入较之刚结婚时更加稳定，能够为日后孕育健康宝宝提供一定的物质基础。

婚后1年受孕率更高。生育能力正常的夫妻一般在婚后1年的受孕率更高。调查显示，生育能力正常的夫妻在婚后如不采取避孕措施，婚后3个月的受孕率为57%，婚后6个月的受孕率为72%，婚后12个月的受孕率为85%，婚后18个月的受孕率为93%~95%。

可见，生育能力正常的夫妻在婚后1年的受孕率比较高。

患病期间

备孕夫妻双方只要有一方患有疾病，就会影响受孕。因为疾病会对备孕夫妻的体质、受精卵的质量以及子宫内部的着床环境造成一定的影响，而且，备孕夫妻在患病期间服用的药物也会影响精子和卵子的质量。另外，在妊娠初期，胎儿极易受到药物和其他因素的影响。有些备孕夫妻因为身体虚弱或患有某些疾病，需要长期服用药物，如抗生素、抗癌药、激素等，这会对胎儿产生一定的影响。

建议备孕夫妻若患有慢性疾病，应征求医生意见后再考虑能否怀孕；若患有急性病，则须病愈1个月后再考虑受孕。对于一定要服用药物的备孕夫妻，建议在医生的指导下服用一些不会对怀孕产生不利影响的药物。

外界环境不佳时

正如人们在工作、吃饭和睡觉时需要一个好环境一样，受孕也同样需要一个良好的环境。我国古代胎教学就指出："弦望晦朔、日月薄蚀、雷电霹雳、大雨、大风、大雾、大寒、大暑，不宜受孕。"古代人的这种看法看上去有些玄，但在实际上是有一定科学道理的。因为恶劣的外界环境会影响人体生殖细胞的构成，严重的话还会引起生殖细胞的畸变，不利于生出健康的宝宝。另外，恶劣的外界环境还会给夫妻双方的心理带来不良暗示，影响夫妻双方的性生活，对成功受孕极为不利。

备孕夫妻想要孕育优质宝宝，对孕前性生活的环境一定不能马虎。建议备孕夫妻保持卧室的安静、整洁，保证床上的被褥、床单和枕巾等物品的洁净，选择天气晴朗、空气清新的日子，让整个卧室沉浸在柔和的灯光下，放一些轻松优美的音乐，在这样舒适的环境中享受性生活，让双方在最佳状态时播下爱情的种子。

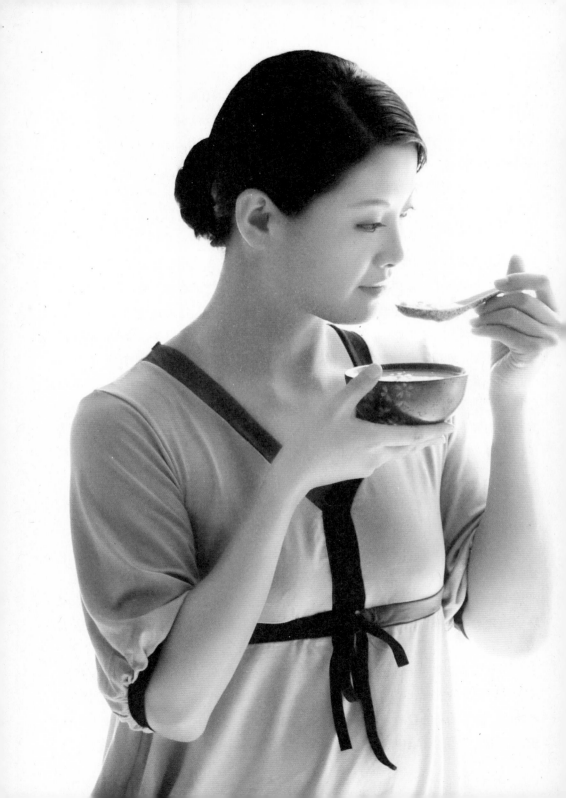

Part 08

藏在食物里的
助孕密码

　　民以食为天，饮食营养是身体健康、生殖功能正常的基础。良好的饮食习惯、均衡全面的膳食，能够为精子和卵子提供最佳的"动力"，使它们正常发育、成功结合。而当下在网络上、书本中，有各式各样的助孕食谱，往往让备孕夫妻无从选择。其实在日常生活中，有些食物虽然看似普通，但是只要食之有道，它们就是助孕的优质食物。

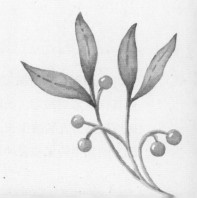

一、酸奶：
功能虽好有宜忌

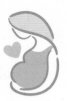

酸奶对女性的身体健康是十分有益的。它含有大量的保加利亚乳杆菌、乳酸杆菌和嗜酸乳杆菌等有益菌种，进入人体后，首先在肠道中抑制致病菌和腐败菌的繁殖，调节肠道中菌群之间的平衡。在经过1~2周之后，能在女性阴道中分离出乳酸杆菌。因此，长期食用酸奶，可以将阴道内的菌群调节到一个正常的状态。

酸奶不可大喝特喝

食用酸奶不仅能满足你的味蕾享受，还可以调节体内的菌群。但要注意的是，酸奶不可以大喝特喝。喝大量酸奶会导致胃酸过多，影响胃黏膜及消化酶的分泌，降低食欲。如果是胃酸过多、脾胃虚寒或腹胀的女性，更不适宜多饮酸奶。而对于健康的女性来说，每天食用250克左右的酸奶是比较适合的。

酸奶饮料不是酸奶

许多人会误以为酸奶饮料就是酸奶，其实本质上二者是不一样的。酸奶饮料和酸奶的营养成分含量差别很大，酸奶饮料的营养只有酸奶的1/3左右。酸奶饮料允许加水配制，除了微量的牛奶和水以外，还有甜味剂、果味剂等成分，属于饮料中的一种。所以备孕女性不能用酸奶饮料来代替酸奶。

空腹时不宜食用酸奶

空腹时胃内的酸度较大，此时食用酸奶，胃酸会将酸奶特有的乳酸菌杀死，使其保健效果减弱。所以，食用酸奶的最佳时间应该是饭后1小时，此时胃内的酸碱度最适合乳酸菌生长。不过，虽然喝酸奶有许多好处，但喝完酸奶要及时刷牙，因为酸奶中的某些菌种及酸性物质对牙齿会有一定的损害。

二、牛奶：
优质蛋白好伙伴

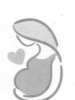

蛋白质是生命的基础，若在怀孕前，准妈妈摄取的蛋白质含量不足，则难以受孕。即使怀上了宝宝，胎宝宝在发育的黄金时期也会因蛋白质的供应不足而发育缓慢，出现先天性疾病或畸形。因此，想要顺利怀上健康的宝宝，蛋白质的补充显得尤为重要。而牛奶在众多含有优质蛋白质的食物中，既常见，又营养丰富。

饮用牛奶需注意

牛奶不仅含有大量优质的蛋白质和脂肪，矿物质含量也很高。但需注意的是，牛奶中80%的蛋白质为酪蛋白，当牛奶的酸碱度在4.6以下时，大量的酪蛋白便会发生凝集、沉淀，难以被人体消化吸收，严重者还可能导致消化不良或腹泻，所以牛奶中不宜添加果汁等酸性饮料。牛奶也不适宜长时间高温蒸煮，这主要是因为蛋白质受高温作用，会由溶胶状态转变成凝胶状态，使营养价值降低。

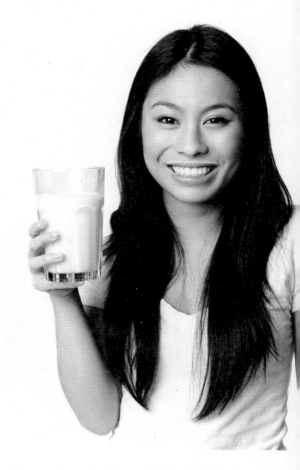

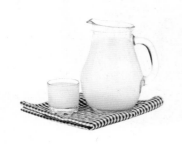

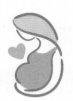

三、蜂蜜：
促进精子生成

众所周知，蜂蜜是蜜蜂采集了大量花粉酿造出来的产物，而花粉是植物的雄性器官。花粉经过蜜蜂的酶作用后，含有大量的植物雄性激素，这种激素与人的垂体激素相似，有明显的活跃男性性腺的生物特征，而男人的精子就是在垂体激素的控制下产生的。而且，营养分析表明，天然蜂蜜中大约含有35%的葡萄糖和40%的果糖，这两种糖都可以不经过消化作用而直接被人体所吸收利用，对精液的形成十分有益。

在土耳其、以色列和许多阿拉伯国家，用芝麻和蜂蜜调制的赫瓦糖，是典型的壮阳食品；古巴比伦的妇女用它来增加性吸引力，并恢复男人性爱后的精力。由此可见，长期喝蜂蜜，加以补充维生素E，刺激男性精子的产生，可以提高备孕男性的性功能。

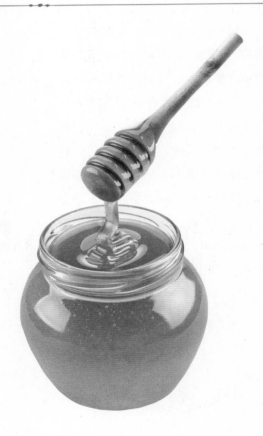

四、豆浆：
大豆异黄激素好处多

　　豆浆看似平凡普通，却含有一种特殊的物质——大豆异黄激素，也就是植物雌激素。由于大豆异黄激素的结构与人体雌激素十分相似，所以可以双向地调节人体的雌激素，使女性体内的雌激素维持在一个正常的水平，从而促使内分泌功能正常。雌激素在女性体内应该保持一个平衡的量，不能过低，也不能过高，过低会引发各种衰老的症状，过高则会导致某些女性特有的癌症的发生。许多女性由于雌激素不足或者雌激素过多而引起的种种不适，都可以通过喝豆浆来解决。

大豆异黄激素能提高性生活质量

　　大豆异黄激素还可以提高性生活质量。它可使生殖系统的上皮黏膜营养增多，延缓阴道萎缩性改变，使阴道分泌物增多，从而提高性生活质量。所以经常喝新鲜的豆浆对于备孕女性有很多的好处，既有营养，又能有助于怀孕。

大豆异黄激素能延缓卵巢功能衰退

　　女性体内的雌激素是女性的基础激素，正是有了雌激素的作用，才能保证女性卵巢功能的正常。摄入足够多的大豆异黄激素，对卵巢功能有利。

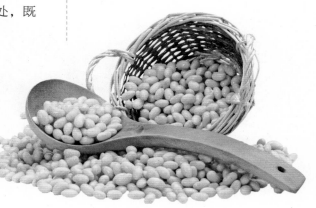

五、韭菜：
壮阳小能手

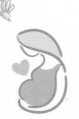

　　在备孕期，男性的床上战斗力至关重要。如果备孕爸爸的性功能低下，就会影响到正常的生育。特别是35岁以后的男性，在备孕期一定要好好补肾壮阳，韭菜这种食物看似十分普通，却能让男性威震雄风。

　　韭菜是一种常见的蔬菜，营养丰富，含有蛋白质、脂肪、糖类，还含有胡萝卜素、维生素C及钙、铁等矿物质。韭菜可以祛寒、滋阴和壮阳，对男子遗尿、早泄、遗精、阳痿等症均有改善的功效，所以韭菜又有"壮阳草"之名。韭菜含有大量维生素和矿物质，因此，韭菜除了可以降低血脂外，还可以辅助治疗夜盲症、干眼病、皮肤粗糙以及便秘等症，也具有预防癌症复发、减少肠道对油脂性物质的吸收和减肥的功效。

　　不过需要留意的是，韭菜的粗纤维较多，不易消化吸收。因此，备孕男性平时食用韭菜时，不宜过量。另外，如果是有阳亢、上火以及其他热性疾病的人群，则不适宜食用韭菜。

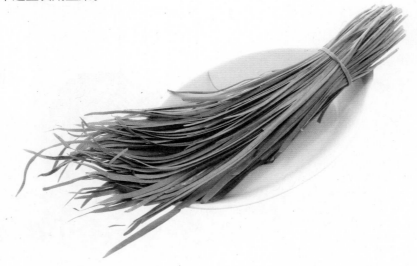

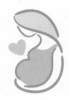

六、海产品："活力素"来源

备孕男性要多吃一些"活力素"，这样才能使妻子更易受孕。这些"活力素"中，海产品是最好的。海产品中富含精氨酸，这是精子形成的必要成分，海产品中还含有丰富的矿物质和微量元素。备孕男性可以多食用以下这些海产品。

金枪鱼

金枪鱼中含有大量的肌红蛋白和色素蛋白，其脂肪酸大多是不饱和脂肪酸，具有降低血压、胆固醇及防治心血管病等功效。此外，金枪鱼还能补虚壮阳，备孕男性食用金枪鱼可以提高性功能。

海参

海参有壮阳、益气、润肠润燥、止血消炎等功效，对肾虚引起的性功能减退有一定的益处。

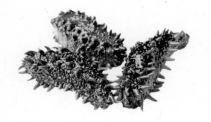

海藻

海藻的含碘量在所有食物中位居榜首。缺碘不仅会造成神经系统、甲状腺发育的缺陷或畸形，还会导致性功能衰退、性欲降低，不利于受孕。补碘讲究时间，孕前补碘比孕期补碘对下一代脑发育的促进作用更加明显。因此，在备孕期多食用一些海藻类的食物，如海带、紫菜等，有利于补充碘和助孕。

七、叶酸：
备孕必备营养素

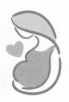

叶酸对于备孕夫妻而言，是最重要、最不可缺少的营养素。缺乏叶酸，不仅难以受孕，即使怀上，对胎宝宝也会造成不同程度的损害。

叶酸可预防宝宝畸形

叶酸属于B族维生素，是细胞分裂生长及蛋白质合成不可缺少的物质，也是胎宝宝生长发育必需的营养素之一。如果孕妈妈缺乏叶酸，很有可能导致胎宝宝神经管畸形，增加眼、口唇、心血管、肾、骨骼等器官畸形的概率。备孕女性在孕前科学地补充叶酸，有助于预防胎宝宝畸形。

叶酸对备孕男性同样重要

新的研究表明，叶酸不仅对备孕女性很重要，对备孕的男性也同样具有重要的意义。男性体内缺乏叶酸时，精液浓度会降低，精子活动能力减弱，从而导致受孕困难。另外，叶酸在人体内还能与其他物质合成叶酸盐，它对于孕育健康的宝宝也起着关键的作用。如果男性体内的叶酸盐不足，就有可能增加染色体缺陷的概率，增加宝宝长大后患严重疾病的危险性。

为了顺利地怀上健康的胎宝宝，建议备孕夫妻在孕前每天服用叶酸，备孕妈妈怀孕后3个月内也需要继续服用。

叶酸的主要来源

类别	主要来源
蔬菜	莴苣、菠菜、西红柿、胡萝卜、花椰菜、油菜、小白菜、扁豆、蘑菇等
水果	橘子、草莓、樱桃、香蕉、柠檬、桃子、杨梅、酸枣、山楂、石榴、葡萄等
谷物	大麦、米糠、小麦胚芽、糙米等
动物食品	动物肝脏、肾脏、禽肉及蛋类、牛肉、羊肉等
豆类	黄豆、豆制品等
坚果	核桃、腰果、栗子、杏仁、松子等

叶酸不可与维生素C补充剂同时服用

　　实验证明，叶酸在酸性环境中极易被破坏，在碱性和中性环境中比较稳定，而维生素C及维生素B_2、维生素B_6要在酸性环境中才较稳定。因此，在食用含叶酸的食物或叶酸补充剂时，不宜同时服用维生素C补充剂，否则二者的稳定环境相抵触，会影响人体对其的吸收率。

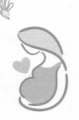

八、番茄红素：精子更活跃

番茄红素属于胡萝卜素类，是植物中所含的一种天然色素。在一些水果（如西瓜、葡萄、西红柿）和某些贝壳类动物体内都能找到番茄红素，它可以增加不育症男性的精子数量，提高精子的活力。目前已知不育的男性体内，番茄红素含量较低。研究发现，连续服用3个月的番茄红素，男性精子的数量和活力都有了明显的改善。

吃西红柿的注意事项

在含有番茄红素的食物中，西红柿番茄红素的含量颇丰，与生西红柿相比，加工后的番茄制品（如西红柿汁、番茄酱、西红柿汤）中的番茄红素更易被人体吸收。烹饪时的高温能破坏西红柿细胞的细胞壁，帮助番茄红素等抗氧化剂释放出来。由于受到有机酸以及维生素P的保护，不必担心西红柿会因为煮熟而流失营养素。所以，多食用烹饪过的西红柿有助于提高男性生育力，降低不育风险。

还需注意的是，未成熟的西红柿不要食用，否则会出现恶心、呕吐、胃痛等不适症状，误食过多未成熟的西红柿还可能引发食物中毒。另外，西红柿不能与抗凝血的药物，如肝素等一起食用。这是因为西红柿中含有维生素K，维生素K能促进凝血，若与抗凝血的药物一起食用，会削减药效，不利于对疾病的治疗。

九、维生素A：
母婴健康的关键

  维生素A是机体必需的一种营养素，它能够促进细胞生长、发育及骨骼强壮，这与孕后孩子的发育有着密切的联系。维生素A还有助于维持免疫细胞正常，加强对传染病的抵抗力，有助于给备孕妈妈维持一个健康的身体，给即将到来的宝宝提供一个安全的生长环境。人体研究证明，母体内的维生素A对保障母婴健康起着至关重要的作用。

  维生素A还有利于维护皮肤和黏膜的健康。许多女性因为缺乏维生素A，阴道干燥，没有润滑，同房时摩擦容易受伤，受伤后则容易感染，形成阴道炎。

  因此，补充大量的维生素A既有助于怀孕，又有利于母体和即将到来的宝宝的身体健康。

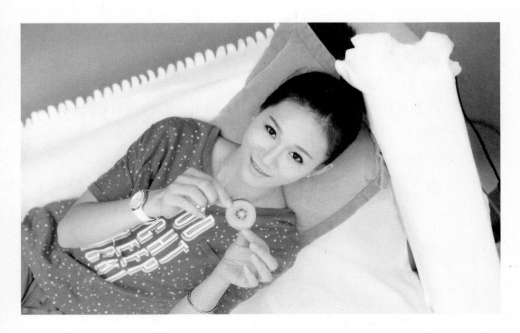

十、维生素E：
生育能力助推器

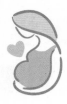

维生素E，又称生育酚，它可以促进垂体性腺激素的分泌。因此，备孕男性服用维生素E能够促进精子的生成，增强精子活力，增加精子产生的数量。备孕女性服用则能增强卵巢功能，提高生育能力，并增加孕酮的作用，可有效地防治习惯性、先兆性流产及不育症等。充足的维生素E还能稳定细胞膜和细胞内脂部分，对于预防新生儿溶血、贫血也有帮助。

警惕过量补充维生素E

这里需要留意的是，维生素E和其他脂溶性维生素不同，在人体内储存的时间较短，一天的摄取量大部分会随着排泄物排出体外。因此，医生通常会建议备孕夫妻在孕前多服用维生素E，但每天不能超过300毫克。若服用过多的维生素E，对身体不仅无益，而且可能有害。

富含维生素E的食物

很多食物含有丰富的维生素E，如蔬果、坚果、瘦肉、乳类、蛋类等。黄豆、小麦胚芽、鱼肝油也都含有一定量的维生素E，而含量最丰富的是小麦胚芽。对于男性，食用富含维生素E的食物时，和蜂蜜一起食用，对助孕有百益而无一害。

十一、锌：精子活力的保证

锌能维持男性正常的生精功能。锌元素大量存在于男性睾丸中，参与精子的生成、成熟和获能的整个过程，并能让精子更有活力。如果锌的摄取量不足，就会使得精子数量减少、活力下降、精液液化不良，最终导致男性不育。锌主要存在于动物性食品中，如海产品、动物内脏等，其中以牡蛎含锌量为最高。备孕男性在日常饮食中，可多食用富含锌的牡蛎。

从营养学的角度来分析，每100克的牡蛎，锌含量高达9.39毫克，男性每天食用一个就可以满足身体对锌的需求。而锌对于维持生殖系统的正常功能非常重要，缺锌的人容易出现生殖系统上的问题。因此从某种角度来说，多吃牡蛎能增强生育能力是事实，但是如果要说多吃牡蛎就能达到传说中所描述的增强生殖系统功能的效果，那则是夸大了。

在岭南地区，牡蛎是流行于街头巷尾的风味小吃之一。但实际上，经常生吃牡蛎是一种不正确的饮食习惯。因牡蛎中含有两种破坏力极大的病原体：诺罗病毒和霍乱弧菌。诺罗病毒可能引起胃肠炎。霍乱弧菌则会引发高烧、感染性休克、皮肤溃烂性水泡，甚至可引起致命性的败血症。

另外，牡蛎中的活性肽对人体有多种保健功能，生吃只是获取了很少一部分营养保健功能，大部分会因为人体胃酸的破坏作用，而不能被人体吸收、利用。因此，牡蛎最好还是将它做熟再吃，会更加安全。

十二、这些食物不宜食用

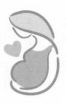

可供备孕夫妻选择的助孕食物有很多，但不宜食用的食物也不少，备孕夫妻过量食用这些食物，不仅影响自身健康，降低受孕率，还有可能对胎儿健康不利。

辛辣食物

人们都喜欢用辣椒、花椒、胡椒等调味品来为菜肴增香提味，但是备孕女性不宜多吃辛辣食物。因为这些食物具有较强的刺激性，过量食用容易引起肠胃不适、消化不良和便秘等症状，严重者还可能引发痔疮问题。另外，辛辣的食物大多数都属于温热性质，若备孕女性过多食用这些食物，则容易引起口腔溃疡、咽喉肿痛等不适。

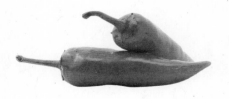

含咖啡因的饮品

咖啡是女性日常生活中经常饮用的饮品之一。然而，有研究表明，备孕女性如果经常喝咖啡，对受孕和胎宝宝的健康都是非常不利的。这是因为咖啡中含有大量的咖啡因，经常饮用有可能导致流产、早产、死胎及低体重儿等。

喝茶有益健康，但近来茶叶中农药含量严重超标，而且浓茶中也同样含有一定量的咖啡因，对胎宝宝健康不利。

年轻的女性十分青睐碳酸饮料，因其能刺激人的味蕾，但是碳酸饮料中也含有咖啡因，备孕女性应该选择其他更有利于助孕的饮品来代替喜好的碳酸饮料。

生冷的食物

夏季炎热，人们通常会食用西瓜、葡萄等冰爽解暑的食物。但是过多食用寒凉的食物，不仅刺激肠胃，更会耗损人体阳气，使寒邪入侵子宫，导致"宫寒"。"宫寒"是许多妇科病的根源，更有可能引发不孕。对于备孕女性来说，过多食用寒凉的食物不利于受孕。在食用寒凉食物时，可以喝一杯姜茶，以化解寒凉食物的寒气，减少对子宫的伤害。

备孕夫妻们赶紧看看自己是不是犯了上述这些不宜食用的食物禁忌，为了生育健康的宝宝，还是要管好自己的嘴巴。反之，要多吃一些助孕的食物，高效的助孕食物其实大多都非常普通，以至于被我们忽略遗忘。其实，这些不起眼的、随处可见可得的食物，无需复杂的加工烹制，就对备孕夫妻具有诸多益处。想必大家对助孕的超级食物已经有所了解了，但由于不同人体实际情况各有差异，所以要根据具体的实际情况来选择适合自己备孕的食物。

除了通过食物助孕之外，加以其他备孕方法来辅助提高受孕率，顺利怀上宝宝就不再困难。

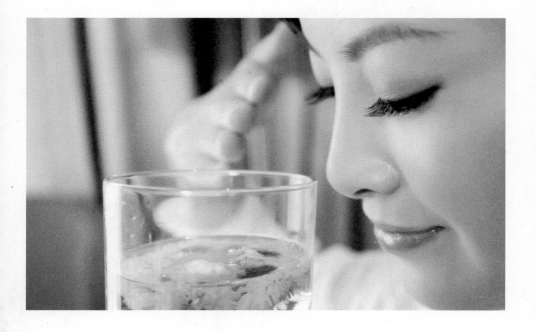

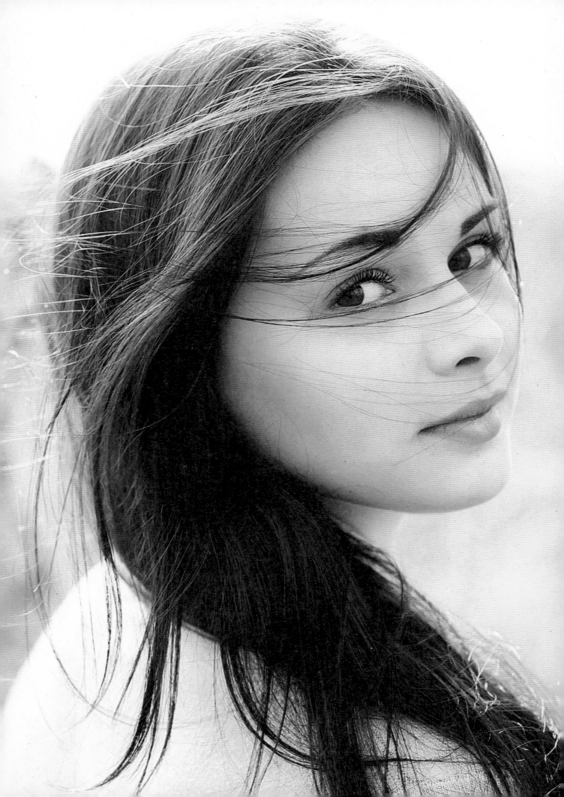

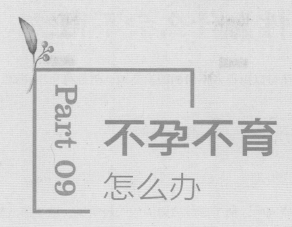

Part 09

不孕不育
怎么办

      不管不孕不育是多么隐秘的伤痛，如果不及时治疗，久而久之，这个"秘密"终究会广而告之，那时备孕夫妻不但要承受来自家庭的压力，还要准备好应对周围亲朋好友异样的目光……对于渴望宝宝的家庭来说，不孕不育可能是难以承受之痛。别伤心，从现在起，和你的另一半共同努力，找出不孕不育的"凶手"，破除不孕不育的魔咒，早日迎来属于你们的健康宝宝吧。

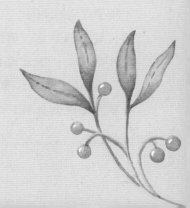

一、男性为什么会不育

就像女性不孕可以由很多不同的因素造成，男性患上不育症，也同样可能因为不同的因素。

精子形成障碍

男性不育的原因中，精子形成障碍的原因最常见。精子形成障碍中，如果是属于精子本身有异常的话，有可能与精子的数量问题有关。精子异常包括以下几种症状：

- 无精子症：精液里一个精子也没有。
- 少精子症：精液里的精子数不足正常精子数的三分之一。
- 精子无力症：活动能力低的精子占精子数的70%以上。
- 畸形精子症：出现两个精子头现象等，畸形精子占精子数的60%以上。

精子异常的原因：

- 染色体异常：男性的性染色体中，X染色体为1个以上。
- 隐睾丸：睾丸没有落在阴囊中，多数为先天性异常。
- 精索静脉瘤：睾丸里长了瘤，睾丸的血液循环变差，因此睾丸温度会升高，导致精子数量变少。

精子形成障碍中，还有一些是被诊断为"原因不明"，也被称为"特发性造精功能障碍"。

精子输送障碍

精子输送障碍是指精子从睾丸里释放出来之后没有被排出体外，而是被堵塞了。

- **逆行性射精**：指患者将精液射入膀胱内，而不是像正常地向前经尿道射出。
- **先天性输精管异常**：指先天性没有输精管，于是精子也无法被输送出去。
- **疝气手术后遗症**：疝气手术后，输精管被错误结扎起来。
- **睾丸上体炎、睾丸炎**：是由结核、尿道炎感染等性行为感染而引起的病症，容易引发输精管堵塞、睾丸异常等。

性功能障碍

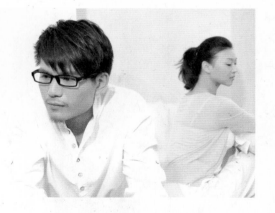

性功能障碍是心理性问题。不孕不育的夫妻中，性功能障碍的困扰约占30%。而大部分原因都与压力有关系，不管是在备孕过程，还是在治疗不孕不育的过程，放松心态都是最重要的。

二、男性不育有哪些征兆

乔飞和玲玲一结婚便把"宝贝计划"放在了首位。因为乔飞晚婚，结婚时已是33岁，乔飞的父母盼孙子已经盼了很久了。但是如今乔飞和玲玲结婚已经是4年多了，可是玲玲依然没有怀孕。

乔飞于是陪同玲玲前去检查，因为乔飞压根就没想可能会是自己的问题。但是玲玲的妇科检查显示一切正常。乔飞这才接受了男科检查，其精液常规检查显示：量2~3毫升，活动力不良，活动率12%，计数450万/毫升，属西医所说的少精症。

医生再问乔飞症状，乔飞才察觉到自己平常劳累过后，总会出现腰酸背痛的问题，因为不是太严重就没放在心上。

从备孕男性的角度来说，若患有不育症，其身体会很早通过种种迹象发出警报。如果备孕男性可以尽早接收到身体所发出的求救信号，及时作好保养和治疗，就能在很大程度上提早防治不育。

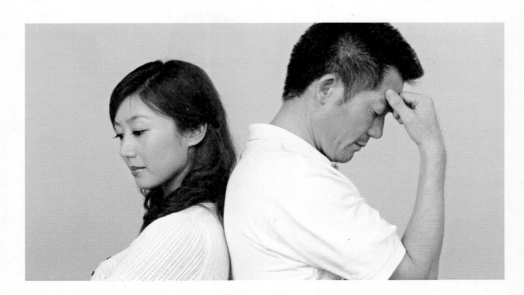

射精正常吗

约有15.4%的男性不育症是由男性性功能障碍（阳痿、早泄、遗精等）造成的。

大多数性功能障碍者是因为精神方面的因素造成的，如工作忙、压力大、过去有性交失败的经历等。也有因为身体本身出现某些问题所致，如勃起的血管或神经出现了障碍。若备孕男性患有高血压、动脉硬化、糖尿病、睾丸疾病、肾脏病、甲状腺疾病、肝脏病、脑或脊髓疾病等，也容易出现性功能障碍。

生殖器官有异常吗

睾丸是精子形成和贮存的地方，每个男性都有两个睾丸。如果男性睾丸发生异常，如双侧隐睾、单侧隐睾等，都可导致男性不育。

阴囊内有重要的男性生殖器官——睾丸和附睾。阴囊外伤后，会直接影响到男性的睾丸和附睾的功能，从而影响男性的生育能力。

男性生殖器官包括外生殖器、附睾、睾丸、副性腺等部分，若某个部位受到细菌、病毒等的感染，则可发生炎症，对男性睾丸的生精能力造成影响，导致男性不育。

男性也会内分泌失调

研究表明，若营养缺乏，如摄入的蛋白质质量不高、摄入的热量不足、维生素和矿物质的缺乏等，都会使人体的内分泌腺体功能发生改变，打破脑垂体和睾丸之间的平衡，从而对男性睾丸的生精功能造成影响。相反，若营养过剩，也会造成男性生育能力降低，这是因为营养过剩会导致男性的睾酮水平下降、雌激素水平上升，从而引发男性阳痿、生精障碍。

精神和心理障碍

精神和心理的因素也会影响男性的生殖功能，导致男性生育力低下，严重的话还会导致男性不育。这是因为精神状态的不稳定，会使男性机体神经内分泌功能紊乱，从而影响睾丸的生精能力，干扰精子的生成。

总之，治疗男性因素所引起的不育，首先应该找到导致男性不育的真正原因，再对症下药，有针对性地加以治疗。

三、女性为什么会不孕

　　李梅和老公打了几年工后，开了一家小公司。万事开头难，前几年里李梅和老公没少碰钉子，什么事都要亲历亲为，经常吃不好、睡不好。在这期间，李梅有一次意外怀孕，两人商量之后，咬咬牙把孩子打掉了。后来公司有了起色，没那么忙了，李梅也落下了肠胃不好、痛经的毛病。

　　就这样打拼了几年，公司走上了正轨，房子、车子都有了，李梅也30岁了，家里老人天天催着抱孙子。李梅索性把公司全权交给老公打理，自己回家安心休养，准备怀孕生子。谁知1年过去了，肚子也没动静。去医院检查，结果显示老公身体健康，精液正常，李梅子宫及卵巢功能也没有问题。医生开了一堆药，李梅天天吃得嘴发麻，也没有效果，还是没能怀孕。

　　对现代人来说，不孕不育已经不是什么稀罕的疾病了。其实相当部分的不孕症是可以预防的，需要及时调治影响妊娠的各种妇科病，如月经病、带下病等，尤其是妇科炎症以及月经病中的痛经、闭经、崩漏和月经不调；尽量减少未婚先孕、反复人流药流，以免造成继发性不孕症。

错过最佳生育年龄

　　女性的备孕能力与年龄有着密切的关系，最佳的生育年龄为24~29岁之间。过了35岁，则受孕概率会急剧下降，到了40岁以后，怀孕的可能性已经很小了。

　　前面的章节中，我们知道了卵子的数目是从女性一出生时就已经决定了的，卵子数随着年龄的增加而减少，这是一个不可逆的必然过程。所以备孕夫妻一旦有了确切的怀孕计划，就应该尽早实施，莫等错失了黄金生育年龄。

卵巢功能障碍

女性卵巢是孕育生命的基地，女性一生的卵子都在这里面安静地等待着排出的那一天。然而，因卵巢功能障碍而不孕的女性患者越来越多，卵巢因素引起的不孕症已经成了备孕女性不孕的重要原因之一。

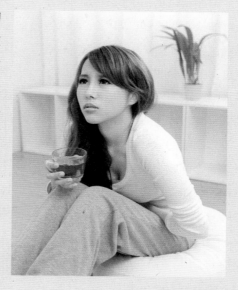

卵巢功能障碍出现的原因主要包括以下几种：

免疫系统有问题。这类患者的血液中可检测出卵巢抗体，并且还常伴有其他的一些自身免疫性疾病，如红斑狼疮、类风湿关节炎等。

家族遗传。这类患者属于先天性生殖细胞数目少，卵泡闭锁加速，X染色体异常等。

物理因素。如手术、化疗、感染等都会导致促性腺激素分泌缺陷或促性腺激素受体缺陷。

特发性卵巢早衰。这类患者缺乏雌激素的同时，还有前者的卵巢雄激素分泌不足，腹腔镜检查多见小卵巢或萎缩性卵巢。

卵巢功能障碍中有一种疾病很常见，就是多囊卵巢综合征，这种疾病会导致不排卵。如果备孕女性没有卵子排出，那么根本不可能怀孕。

输卵管障碍

输卵管是存在于狭窄空间内的一对细长弯曲的管，如果一旦粘连闭塞，卵子、精子和受精卵都无法通过，就会造成不孕。下腹部动过手术，或因为性感染的尿道炎，都会引起输卵管的粘连和闭塞。

诊断输卵管功能障碍及粘连，可做输卵管通水或造影术及腹腔镜检查、输卵管盆腔现影术等。子宫输卵管造影可检查输卵管是否通畅、子宫腔是否有粘连等。而腹腔镜检查则可了解输卵管粘连的程度，还可同时进行治疗。

而超声输卵管盆腔显影术可探及伞端，并可确定伞端的形态是否正常、伞端有无粘连及输卵管是否通畅。前面章节提及的B超阴道探头由于频率高，探头可紧贴宫颈和后穹隆，干扰又少，且因为接近子宫和卵巢，因此图像的分辨率也高，检查结果较正确。而且患者检测阴道B超时不用憋尿。

超声输卵管显影是当前最先进的检查和治疗方法。

子宫着床障碍

同样，如果子宫出了问题，也会影响受精卵的着床，而导致不孕。引起子宫着床障碍的因素包括子宫发育不良、宫腔粘连、子宫内膜息肉、子宫黏膜下肌瘤等。另外，卵巢黄体功能不良导致黄体激素分泌不足而使子宫内膜分泌反应不良等因素，也会影响受精卵着床。

还有一种情况，就是子宫内膜异位症，这是近年来在年轻女性群体中呈上升趋势的一种病症。

四、女性不孕有哪些征兆

从备孕女性的角度来说，不孕不是突然来袭，女性的身体早已通过各种迹象发出警报。如果能早早地读懂身体发出的求救信号，及时做好保养和治疗工作，就能在很大程度上防治不孕。下面，一起来看看你的身体是否有这些可能导致不孕的"信号"吧。

月经周期正常吗

对备孕女性来讲，最需要引起重视的是月经的状况。观察和记录月经周期，月经量以及痛经的程度。

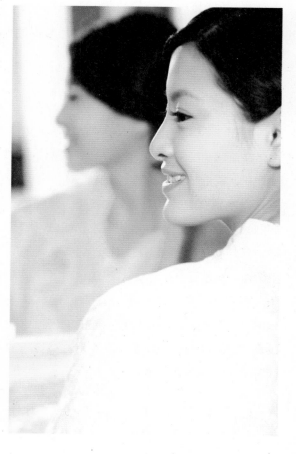

月经周期。月经周期的具体天数因人而异，只要大致在28~35天这个范围内就属正常。如果月经在20天以内再次出现，则属于"频发性月经"，这有可能是属于激素的分泌异常，或者是前面我们提到的一种情况——"无排卵型月经"。反之，如果月经周期超过了40天，则可被称为"稀发性月经"。这种情况不仅需要检查是否属于激素分泌失调或无排卵型月经，更要确认脑垂体功能和黄体功能是否存在异常现象。

痛经。有些女性认为痛经不是病，忍忍就过去了。殊不知，出现痛经的女性患子宫内膜异位症、子宫发育不良、子宫位置异常、子宫肌瘤、盆腔炎等疾病的概率很大，而这些疾病又会导致女性不孕。如果出现了严重痛经，影响了正常的生活和工作，则需要及时到医院就诊。

闭经。闭经是指女性年龄超过18岁，但依然没来月经，或是月经来潮后连续停经超过6个月。闭经所引起的不孕患者比较多。

经期血量。如果血量过少，或月经才1天就结束，则可能属于子宫发育不良，或激素分泌异常，还可能是无排卵型月经。而以上任意一种情况都会影响到怀孕。如果血量过多，或月经持续1个星期以上，可能是因为子宫肌瘤或无排卵。另外，偶尔在月经期外连续几天出现少量不正常出血的现象时，就要注意是否属于子宫息肉、子宫肌瘤、子宫癌、尿道炎感染等。

总之，备孕妈妈们要留意每次月经期的血量情况，若有发现突然发生改变的，则要引起重视并前往医院就诊。

白带状态正常吗

白带是为了防止细菌入侵到阴道内而由子宫颈管、阴道产生的一种分泌物。白带在正常情况下量很少，色白，带黏性，无臭。如果白带的量、颜色、气味等发生变化，则预示着可能发生了疾病。

女性患有阴道炎、子宫内膜炎、盆腔炎、附件炎、宫颈炎以及各种性传播疾病时，就会出现白带异常的现象，如白带增多、色黄、有异味、呈豆腐渣样或水样，或伴有外阴瘙痒、疼痛等。这些疾病都可能会影响女性受孕。

白带在正常情况下是无气味的，当气味浓烈时，有可能是由性行为而引起的毛滴虫感染或真菌感染所致。假如备孕女性对这类疾病视而不见，则最终会导致不孕。

常见的病理性白带：
①无色透明黏性白带；
②白色或灰黄色泡沫状白带；
③凝乳状白带；
④水样白带。

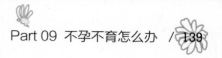

症状	病因
白带量突然增多	子宫炎症、阴道炎症、子宫颈糜烂、子宫肌瘤等
无色透明黏性白带	与鸡蛋清相似，或稍有浑浊，多见于慢性宫颈炎、颈管炎，或因使用了雌激素
泡沫状白带	带有酸臭味，可能感染上滴虫性阴道炎
豆腐渣样白带	霉菌性阴道炎，伴有外阴瘙痒无比，以及烧灼的疼痛感。常见于孕妇和糖尿病患者
黄色（胺性）白带	细菌感染而引起，有特殊气味
水样白带	恶性肿瘤或子宫癌、输卵管癌等
血性白带	白带中混有血液，常见于宫颈癌、黏膜下子宫肌瘤、良性或恶性肿瘤
黄色黏液性白带	见于宫颈糜烂、慢性宫颈炎等，它是由轻度感染引起的
白色黏液性白带	形态正常，但量增多，多见于食用雌激素后或盆腔充血时，是由于宫颈腺体和阴道黏膜分泌增多而引起的

是否曾有人工流产史

如果备孕女性在过往曾有2~3次人工流产经历，则也会阻碍受孕。人工流产多次后，很容易导致自然小产。因为人工流产所施的刮宫术容易导致子宫内或输卵管内发生炎症而致使输卵管闭塞和子宫内粘连。因此，人工流产需谨慎，不到万不得已，不要采用人工手段终止妊娠。如果自然小产的次数达到3次以上，则被称为"习惯性流产"，这也是导致女性不孕的主要原因之一。

当备孕女性有以上这些经历，则需要去医院进行专业的诊断和治疗。

患有生殖器官疾病吗

　　女性外阴异常，如外阴肿瘤、外阴外伤、外阴溃疡等，有可能会影响女性妊娠。女性阴道发育异常如处女膜闭锁、阴道狭窄、先天性无阴道等，这些则会对性交造成影响，阻碍精子进入并造成不孕。女性阴道受霉菌、滴虫、细菌等感染时，会改变阴道正常的酸性环境而引起阴道炎症。阴道炎症严重时，大量的白细胞会消耗掉精液中的能量物质，降低精子的活动能力，缩短精子的存活时间，从而也影响受孕。

　　输卵管疾病是导致女性不孕不育症最常见的因素，有20%~40%的女性因输卵管不通而不能受孕。输卵管炎症、输卵管痉挛、输卵管形态异常、输卵管积液等都会导致输卵管不通，造成不孕。

存在生殖器官异常吗

　　子宫先天性发育异常，如先天性无子宫、子宫畸形、双子宫等，子宫内膜病变，如多次人流刮宫导致子宫内膜损伤、子宫内膜炎、内膜息肉、子宫内膜分泌反应不良等，都不利于受孕。女性卵巢疾病，如卵巢的卵泡组织欠缺、卵巢发育不全、多囊卵巢综合征、卵巢位置异常、卵巢肿瘤、卵巢功能不全等，也都可能造成女性不孕。

　　如宫颈缺失、狭窄、发育不全，宫颈纵膈，宫颈粘连，宫颈黏液分泌过稠、过少等，都可能引起不孕。

溢乳吗

　　溢乳是一种非哺乳期间泌出乳液的不正常现象，它可能是一些生理疾病造成的，也可能是因药物或不良刺激所致。女性处于非哺乳期，乳房若自行或挤压后溢出乳汁的话，这表示女性可能有下丘脑功能不全、垂体肿瘤、慢性肾衰竭、原发性甲状腺功能低下等疾病，但这种情况也有可能是女性常服用避孕药以及降压药所引起的，必要时需要去医院就诊。

五、检查不孕不育 要检查什么

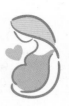

备孕夫妻到医院做不孕不育的诊疗时，需放松心态，着急和焦虑往往会直接影响到内分泌水平。面对备孕，面对不孕不育，通常都是越放松越容易成功。在治疗不孕不育时，也仍然要维持正常的生活、工作和休闲。这既有利于放松生活状态，也有利于维持良好的、轻松的备孕心情。

如果备孕夫妻有一方有问题而另一方检查结果显示正常时，都不应该有所指责埋怨，增添另一方的心理压力。男性更应该主动地积极配合，进行一些精液质量和生殖功能方面的检查。夫妻双方携手共同努力，不怨不艾，才能更好地迎接宝宝的来临。

女方需要做的部分检查项目

全身检查：生长发育、身高和双臂间距、体重、甲状腺、心脏、腹部检查，特别检查第二性征发育和溢乳的情况。

妇科检查：外阴发育，阴道色泽，白带性状，宫颈炎症，子宫的位置、大小和活动度，附件有否增厚，肿块的大小、表面质地、活动度和压痛等情况。

不孕、不育的特殊检查：怀疑为无排卵者，应进一步测定血清PRL、FSH、LH、E2、T3、T4等水平。必要时再做一些特殊试验，包括黄酮试验、雌激素试验、LH-RH试验、染色体检查。

男方需要做的部分检查项目

前列腺液检查： 正常为乳白色、偏碱性，高倍镜下可见满视野的微小、折光的卵磷脂颗粒，少许上皮细胞、淀粉样体及精子，白细胞数大于每毫升1×10^6，有炎症时白细胞数目增加，甚至见到成堆脓细胞，卵磷脂颗粒显著减少。

体外异种授精实验： 即使常规精液分析完全正常，但有时仍不能完全代表精子的授精能力正常。体外异种授精实验可更准确地估计精子的受精能力，对判断男子生育力极具价值，常用者是人精子穿透仓鼠卵子的异种授精实验，与正常生育者的精子作为对照。

精液分析： 此举有助于了解男性生育力，是不孕不育症的必查项目，检查内容包括色、量、液化时间、酸碱度、精子计数、活动力、存活率及形态。

诊疗不孕不育的小贴士

◎选择医院要谨慎。选择诊疗的医院应该综合考虑医院的环境、距离、医生资质、成功率，而不是听从介绍或看广告宣传，不去实地考察。

◎不要盲目吃药。患有不孕不育的备孕夫妻，切不可盲目吃药。应该在专业医生的诊治下，遵听医嘱，配合治疗。

◎不要抱太高的希望。如果选择辅助生殖技术，如试管婴儿、体外受精，备孕夫妻也要综合考虑各种因素做出选择，而不要过于强求成功率。

◎夫妻一起去医院。最好是夫妻双方一起去医院检查，一方面可以更准确地找到病因，另一方面也可以给对方一个信心的支持。

六、男性不育怎么治

男性不育症是否和女性不孕症一样，也可以通过中西结合的方法来治疗呢？

西药治疗不育症

一些治疗女性不孕的药物有时候也可以用来治疗因激素异常而引起的男性不育症，如氯米芬、绒毛膜促性腺激素都可以促进精子的生成，尿促性腺激素有时候可以用来治疗卵泡促激素和黄体生成激素失调的男性不育症，且绒毛膜促性腺激素对于治疗男性性功能减退有很好的效果。服用这些药物，可以有助于不育男性在短期内精子水平恢复正常。

另外，抗生素也可以用于对男性不育症的治疗。前列腺、精囊、附睾、尿道甚至睾丸的感染可能会影响男性精子的生成和运输，男性患者一旦被确诊有感染性生殖器官疾病，医生便会开一种有效的抗生素。需要提醒备孕夫妻的是，要服用哪种药，备孕夫妻应去咨询专科医生，在医生的指导下合理使用药物，千万不要随意用药，以免给自己的身体带来不必要的伤害。

中医小偏方

同样地，不育的男性也可以在日常生活中通过一些小偏方进行辅助治疗。

- **阳痿：** 中医认为阳痿与肝、肾、心、脾有关，但与肾的关系最为密切。肾藏精，主生殖，命门火衰是导致阳痿的主要原因和基本病机。

金樱杜仲煲猪尾

取金樱子25克，杜仲30克，猪尾2条。将猪尾去毛、洗净后和金樱子、杜仲一起放入砂锅中，加适量清水煎煮，煮熟后调入少许盐即成。此方具有固精缩尿、涩肠止泻、补肝益肾、强筋壮骨的功效，可改善阳痿的症状。

● **不育症：** 中医认为不育症多与肾有关，肾阳不足、肾气虚弱、肾精失养、命门火衰、阴精不足、肾阴亏损、肝气郁结等都是导致不育症的原因。

肉苁蓉炖羊肉： 准备羊肉60克，肉苁蓉30克，菟丝子15克，生姜2片，大葱1根，蒜5瓣。羊肉洗净切块，用开水去腥味；从罐里取出肉苁蓉鲜干片，菟丝子、生姜、大葱洗净，蒜切块，把全部用料放入炖盅内，加开水适量，炖盅加盖，文火炖2~3小时即可。佐餐当菜，每日1次，以7日为1个疗程。本方有滋肾阴、益气血、壮肾阳的功效，用于治疗不育症。

羊腰汤： 准备羊腰子1对，肉苁蓉12克，熟地、枸杞子各10克，巴戟天8克。将羊腰子洗净，切丁，与肉苁蓉、熟地、枸杞子、巴戟天同入锅中，加水适量炖1小时至腰子熟烂即可。吃肉饮汤，每日1次。此汤可壮阳补肾，辅助治疗不育症。

人参麻雀鸡： 准备人参和水发香菇各15克，黄芪和山药各20克，麻雀5只，母鸡1只，调料适量。将处理好的母鸡和麻雀放入锅内同煮，煮至七成熟时加入黄芪、山药、香菇、葱、姜、盐、料酒，用小火煨至软烂。人参用开水泡开，上笼蒸半小时，喝汤吃肉。此方适合气血亏虚、面色无华、精子活力不足的患者。

银耳甲鱼汤： 准备甲鱼1只，知母、黄柏、天冬、女贞子各10克，银耳15克，调料适量。甲鱼剖腹去内脏和头后放入锅内，加水、姜丝、盐、葱段，用大火烧开后改用小火煨。肉将熟时放入泡发好的银耳及药材，待甲鱼肉软烂时出锅，放入盐和味精。此汤可以辅助调养精液不化，适合有腰酸肢冷、疲倦嗜卧、阴囊湿热等症状的男性食用。

七、女性不孕这样治

对于女性而言，不孕症就像一场巨大的灾难。在这要告诉患有不孕症的女性，其实不孕症并不可怕。

药物治疗是主要手段

药物是治疗不孕不育的主要手段。一些女性通过药物治疗，便可以轻松圆个"宝宝"梦。下面，就来看看一些常见的女性助孕药吧。

药物名称	功效	适用范围	使用方法	需做的检查	不良反应
氯米芬	促使下垂体分泌黄体生成激素，并促使卵子释放	月经不规则、月经周期过长	在月经来潮第5天开始服用，连续服用5天，服用3个疗程后大多可怀孕	性交后试验、排卵检测、盆腔检查	潮热、情绪不稳定、恶心、胸闷等
绒毛膜促性腺激素	使成熟的卵泡排卵	女性接受排卵治疗后仍无法自然排卵	医生安排注射	超声波、血液检查	卵巢刺激、小腹压痛、注射部位发红等
尿促性腺激素	刺激卵巢在一个周期中生产多个卵子	食用氯米芬没产生疗效	从月经周期的第2~5天之间的某一天开始注射	超声波、血液检查	乳房痛，注射部位疼痛、皮疹、肿胀或者潮红，腹部肿胀或疼痛，情绪波动大
促性腺激素释放兴奋剂	通过抑制正常的卵巢功能，使排卵能够正常运行	打算做辅助生殖技术的女性	需要每天注射	超声波、血液检查	潮热、情绪波动、呕吐、阴道干涩、钙质流失

中医小偏方

不孕的女性除了到医院进行专业的诊治之外，还可以在日常生活中通过一些小偏方进行辅助治疗。

痛经：中医认为痛经多因气血亏虚、肝肾亏损、以及肝气郁结、寒凝胞宫、邪热郁结等所致，辅助药膳应当以调理气血为基本原则。

名称	食材	用法	功效
益母草煮鸡蛋	鸡蛋2个，益母草30克，元胡15克	食材放入砂锅中加入适量清水同煮，鸡蛋熟后去壳再煮片刻，去药渣，吃蛋喝汤。经前1~2天开始服，每日1剂，连续服5~7天	鸡蛋具有滋阴养血的作用；益母草是历代医家用来治疗妇科疾病之要药，具有活血化瘀的作用
红糖姜汤	姜20克，枣（干）15克，红糖50克	将红糖、大枣煎煮20分钟后，加入生姜（切片）盖严，再煎5分钟即可	养血，温经活血。适用于胞宫虚寒、小腹冷痛、量少色黯者。红糖具有暖宫的作用，同时含有丰富的铁，是补血佳品；生姜有补中散寒、缓解痛经的功效。二药合用，能补气养血，温经活血
红酒炖苹果	苹果（400克），红酒适量	苹果去皮，用刀切成月牙状。把苹果放入奶锅里，倒入红酒没过苹果，用中火炖煮15分钟，关火，苹果在红酒中浸泡两个小时后，即可食用。如果喜欢甜味，可以加糖和蜂蜜，当作甜点来吃	活血化瘀，对女性生理期肚子痛有疗效

痛经时，还可点燃一支艾条，在疼痛部位（下腹部子宫处）以及后背腰骶处的上方平面顺时针回旋熏灸，以10分钟为宜。此法可以达到减轻疼痛的目的，以及部分治本的作用。

● **闭经：**中医认为闭经有虚实之分，虚者精血不足而无血可下，多因肝肾不足、气血虚弱、阴虚血燥而造成闭经；实者脉道不通而使经血不下，多由气滞血瘀、痰湿阻滞导致闭经。所以在选择药膳辅助治疗时，虚者补而通之，实者泻而通之。

食材	用法	说明
蚕砂120克、黄酒或甜酒1000毫升	密封隔水炖沸，每日服30~60毫升	——
丝瓜瓤30克、黄酒适量	用黄酒、开水各半煎成汤剂，日服2次	忌食生冷和洗凉水
紫河车1个、黄酒适量	紫河车洗净，瓦上焙干研末，每日2次，每日服15克，黄酒调服	——
红糖、红枣各60克，老姜15克，马兰头根1把	水煎代茶饮，饮至经来为止	——

● **不孕症：**中医认为不孕的病机与肾的关系十分密切，选择药膳辅助治疗时，应该以补肾、理肝、化痰及祛瘀等为治疗大法。

名称	食材	用法	功效
促排卵汤	泽兰、当归、红花、赤芍、丹参、香附茺蔚子各10克	水煎服	具有活血化瘀、行气通滞的功效。对继发性经闭、排卵不畅有效
石英毓麟汤	紫石英15~30克，川椒1.5克，川芎、肉桂心各6克，川续断、川牛膝、仙灵脾、当归各12~15克，菟丝子、枸杞子、香附、赤白芍、丹皮各9克	水煎服	具有温肾养肝、调经助孕的功效。对肾虚不孕者有效
先天归一汤	当归36克，白术、获多、生地、川芎各30克，人参、白芍、牛膝各24克，砂仁、香附、丹皮、制半夏各21克，陈皮18克，甘草12克，生姜3克	将上药和匀，分为10次剂，每日服1剂，水煎空腹服。月经本行服5剂，月经行后，再服5剂	具有调经育子的功效。对妇女因情志所伤，月经不调，不能受孕者有效

八、人工授精也可行

一些备孕夫妻已经在医院做了不孕不育的检查，也服用了治疗不孕不育症的中西药物，可结果还是不太理想，日思夜想的宝宝仍然没能怀上。

在此，专家建议备孕夫妻千万不要因为一时的冲动而断送了两个人的幸福，药物治疗没效果，并不代表就没有其他办法了。患有不孕不育症的备孕夫妻还可以进行手术治疗。

宫腔内人工授精是一种简单无痛的辅助生殖手段，主要适用于以下几种情况：

- 无法解释的不孕症，一切检查（精子检查、排卵检查和输卵管检查）正常。
- 轻微或中度的子宫内膜异位引起的不孕症，至少有一侧输卵管畅通。
- 男性患有轻微或中度不育症，精子密度较小或不活跃，但至少每毫升精液中有100万个正常精子。
- 因身体问题（如勃起功能障碍、高位瘫痪）或精神问题而无性交发生导致的不孕。
- 宫颈问题（如前期的宫颈手术）导致的不孕不育。

宫腔内人工授精是先存储足够数量的活跃精子后，将其直接注入子宫内，等待精子自主游向输卵管，而使卵子受精。授精时间离排卵时间越接近，则怀孕的成功率越高。宫腔内人工授精与促排卵药物共同作用时，可以提高成功率。

九、试管婴儿，
保证圆你怀孕梦

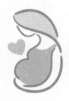

　　如果备孕夫妻的身体条件不符合做宫腔内人工授精，则可以选择体外受精——试管婴儿。试管婴儿现在已被医学界公认为最有效的怀孕方法之一。试管婴儿并非为了取代自然怀孕过程，而只是帮助患者克服因生理问题而无法自然受精的难题。

体外受精适用于

　　试管婴儿是通过药物刺激排卵后，将卵子取出，使其与丈夫的精子在实验室受精后形成胚胎，再选择合适的时间将一定数量的胚胎（理想情况为一个）植入妻子的子宫里，等待胚胎在子宫内着床，并发育长大。

　　试管婴儿由于在操作过程中比较复杂，还不为大众所熟知，备孕夫妻在实施程序时往往情绪会有所紧张。其实只要备孕夫妻的身体情况符合要求，对医疗的程序有所了解，放松心态，试管婴儿的成功还是值得期待的。

　　虽然不孕不育仍然是悬在许多备孕夫妻心头的一把利剑，但是随着医学越来越发达，只要相信科学，树立信心，夫妻携手，是一定可以攻克这个难题的。

　　尝试一线治疗（促排卵药物、子宫内膜异位、输卵管疏通、宫腔内人工授精）反复失败。

　　输卵管彻底堵塞，经手术疏通无效。

　　严重的男性不育，如每毫升精液中精子数量低于100万个；精液中无精子存在，甚至睾丸中无精子（射精管堵塞、受到感染出现缺陷精子、癌症治疗、先天性原因等）。

　　轻微或中度子宫内膜异位，经过简单治疗后仍怀孕困难。

　　因癌症治疗卵巢功能消失，使用之前冷冻的卵子。

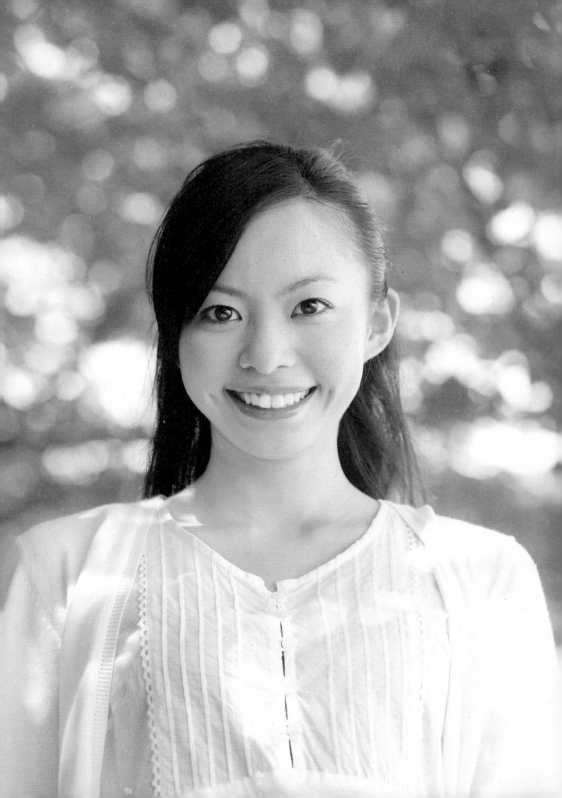

Part 10

孕育优质宝宝，
从生活调理开始

  准备要宝宝后，一些备孕女性仍然浓妆艳抹、烫发染发、熬夜加班……

  准备要宝宝后，一些备孕男性仍然蒸桑拿、穿紧身裤、吸烟喝酒……

  正在备孕的你们，是否也有这样不良的生活习惯呢？如果有，一定要赶快调整！否则一个小小的坏习惯，就有可能让你和体智双优的宝宝"绝缘"。

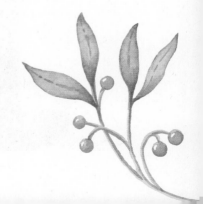

一、与超负荷工作说再见

现代职业女性的工作节奏日益加快，身体上和精神上都要承受很大的压力。职场准妈妈的身体和精神若是长期处于超负荷状态，不注意休息和调节，就会使中枢神经系统持续处于紧张状态而引起心理过激反应。时间长了，可能会导致交感神经兴奋增强，内分泌功能紊乱，从而引发各种疾病，这对于职场备孕女性顺利受孕极为不利。

据调查，繁忙的工作和不规律的生活导致的女性月经不调、内分泌紊乱等疾病会引发女性子宫内膜异位症。子宫内膜异位的直接后果就是干扰受精卵顺利着床，引起女性不孕。

因此，职场女性一旦下定决心要个宝宝，就应避免让自己长期处于超负荷的工作状态，要做到劳逸结合、张弛有度，合理安排自己的生活和工作，为成功受孕创造有利条件。

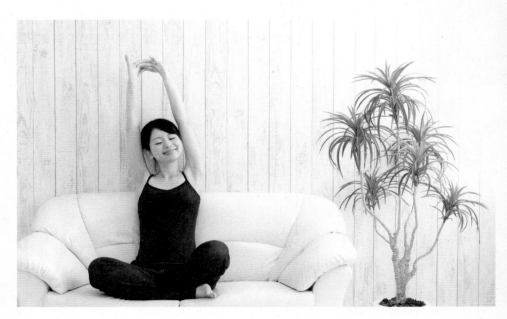

二、漫漫长夜，别"熬"坏身体

如今，很多年轻人都是迷恋夜晚的"蜘蛛侠"。每天下班后便会打开电脑，浏览一会儿网页，接着便开始没完没了地看韩剧、美剧、港台剧等，或者沉迷在自己的网游世界里。这样的男性或是女性，他们有一个共同点，那就是不到晚上12点绝不睡觉。殊不知，经常熬夜也会影响受孕。

熬夜影响受孕

备孕女性经常熬夜，会使身体原有的生物钟发生改变，从而引发机体生命节律紊乱。这种紊乱会导致一系列内分泌功能失调，进而对备孕女性的排卵周期产生影响。一旦备孕女性的排卵周期被打乱，就会出现月经不调、性激素分泌不平衡等现象，从而影响受孕。另外，性激素分泌异常，会引发子宫肌瘤、子宫内膜病变等症。

这样做，让你恢复规律生活

- 每天保证8小时睡眠时间。
- 入睡时间保证在晚上11点之前。
- 互相监督，坚决不熬夜。
- 下班回家后戒除网络，夫妻可以听听音乐，看看备孕书籍，周末白天可以适度过过网瘾，有空的时候可以去散散步、爬爬山、打打球。
- 回家莫谈公事，保持心情愉快。

三、优质睡眠是好"孕"前提

　　备孕夫妻在孕前保证良好的睡眠质量对于生出优质宝宝是十分重要的。这是因为，良好的睡眠质量不仅对备孕夫妻的身体健康有益，对备孕夫妻第二天的生活、工作和心情也有益，更对受孕有益。

　　要保证睡眠质量，应做好以下几个方面：

　　◦ 谨慎选择床上用品。备孕夫妻在选择床上用品时，要注意选择棉麻材质的床单和被罩，因为棉麻材质的床单和被罩具有良好的透气性和吸湿性；而在选取枕头时，则宜选择高低适合的枕头。

　　◦ 经常晾晒床上用品。备孕夫妻可以将床上用品放在阳光下晒一下，利用紫外线有效驱除床上用品中的细菌，保证床上用品的卫生，让双方感觉更加舒适。

　　◦ 合理摆放卧室家具。卧室家具的摆放也会影响到备孕夫妻的睡眠质量，建议备孕夫妻将床放在远离窗户、相对背光的地方，这样能避免着凉，且不易被太阳光线所影响。

　　◦ 保持屋内空气清新。室内空气的质量对备孕夫妻的睡眠质量也有一定的影响。建议备孕夫妻在睡觉之前可以先开窗通一下风，也可以在卧室摆放一盆能较好吸收屋内有害气体、洁净空气的植物。

　　◦ 给屋子去蟑灭螨。蟑螂身上携带 40 多种细菌病原体，螨虫的分泌物可以引起过敏性鼻炎、过敏性皮炎等疾病，严重的话，还会危及备孕夫妻的健康。建议备孕夫妻定期进行室内消毒，全面清理蟑螂和螨虫，创造一个舒适的居住环境。

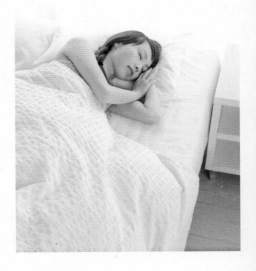

四、烟酒——好"孕"敌人

香烟或美酒，享用的人常常会沉迷其中而不能自拔，旁观者亦觉得其洒脱或豪放。不过，这些让人或飘飘欲仙或沉醉的物品却是优质宝宝的天敌，备孕夫妻一定要注意远离烟、酒。

香烟：孕育优质宝宝的"杀手"

计划要个优质宝宝的备孕夫妻一定要注意香烟这个"隐形杀手"，它有下列危害：

   香烟中的尼古丁可以导致备孕女性的胎盘血管和子宫血管收缩，对精子着床极为不利。

   香烟在燃烧过程中所产生的有害物质可以导致细胞突变，并会损害到生殖细胞，卵子和精子在遗传因子方面的突变会导致胎儿智力低下或畸形。

   不吸烟的备孕女性与吸烟的丈夫在一起也会受到影响。因为两人在一起时，飘浮在空气中的焦油和尼古丁会被备孕女性吸入。建议有吸烟嗜好的备孕夫妻在怀孕前至少 6个月开始戒烟。

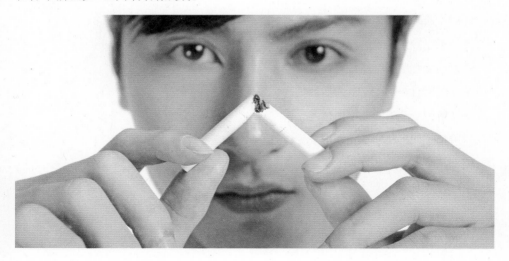

切莫贪恋杯中之物

古语道"酒后不入室"，意思是说醉酒之后不能同房。之所以这么说，是因为酒后同房怀孕所生下的宝宝易出现畸形或智力障碍。无论饮酒的是男性还是女性，这种危害都是存在的。

男性酗酒对宝宝的影响

备孕男性酗酒后和妻子同房致妻子怀孕，会增加生出低能儿、畸形儿的概率。酒的主要成分是酒精（乙醇），被胃肠吸收后进入血液运行至全身，除少量从汗液、尿液及呼出气中排出体外，大部分在肝脏内分解和代谢。肝脏把酒精（乙醇）转化为乙醛，进而变成醋酸利用，但这种功能有限。随着饮酒量增加，酒精（乙醇）在体内达到一定浓度，可以导致精子的遗传基因突变，会给生殖细胞造成毒害。备孕男性酗酒会使 20% 左右的精子发育不全或者游动能力过差，这种精子如果和卵子相遇形成受精卵，会造成胎儿发育迟缓，出生后智力低下，甚至造成智障。

女性酗酒对宝宝的影响

备孕女性喝酒对胎儿不良影响更大、更直接。受孕前1周左右，女性饮酒会对其将孕育的胎儿造成难以弥补的损害。有饮酒习惯的女性，即使在受孕前7周停止饮酒，也会对胚胎有一定的损害。因此，为了下一代健康，女性受孕前最好能戒酒1年以上，以免让日后所孕育的胎儿遭受酒精（乙醇）的摧残。

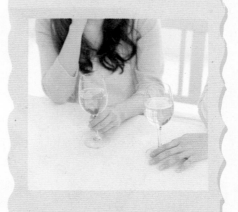

五、准爸爸远离高温环境

很多男性都十分崇尚"HOT"，喜欢泡热水澡、蒸桑拿，殊不知，男性太"HOT"会对生育造成极大的危害。

高温洗澡危害大

男性睾丸产生精子的适宜温度是35.6～36℃，比正常体温低1～1.5℃。研究显示，连续3天在43～44℃的温水中浸泡20分钟以上，之前精子密度比较正常的人，此时会降到1000万/毫升以下，并且在接下来的3周这种情况都会持续。可见，经常用很热的水洗澡，会使精子的产量减少、活力降低。因此，备孕男性尽量不要过于频繁地用较热的水洗澡。

备孕男性可以采用冷热水交替浴来增强性功能，具体方式是先在澡盆内用温水浸泡一下身体，5分钟后再出澡盆，将阴部施以冷水，3分钟之后，待阴囊、阴精收缩之后再次进入温水中泡，如此反复3～5次即可。

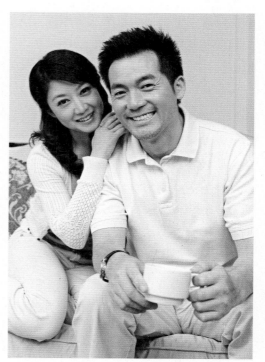

桑拿浴也是杀精高手

冬季，很多男性都被缭绕着温暖蒸汽的桑拿浴所吸引，殊不知，桑拿浴过高的温度会使男性精子质量和活力降低，严重的话还会造成男性不育。为了优生大业，建议备孕男性还是慎洗桑拿浴，尽量选择在家快捷淋浴吧。

六、从备孕开始，收起紧身衣裤

为了时尚与性感，一些男性喜欢穿紧身裤，一些女性则喜欢穿紧身衣、丁字裤。本来这并不是什么大事，但是，一旦下定决心要个宝宝，女性就要让丁字裤成为压箱底之物，男性就要将紧身裤"打入冷宫"了。之所以这么说，是因为紧身裤、紧身衣和丁字裤对于生育都极为不利。那么，三者对于生育究竟有什么危害呢？

丁字裤

丁字裤又称T形裤，即在会阴等皮肤娇嫩处只有一条绳子的布带。丁字裤穿在身上很容易和皮肤发生摩擦，引起局部皮肤红肿、破损、溃疡乃至感染。

另外，丁字裤的布料通常是人造布料，如合成纤维、不透气的尼龙等质地，如果周围环境空气比较潮湿的话，比较容易导致细菌滋生，使备孕女性患上一些妇科疾病，如过敏、霉菌感染等，这会为备孕女性成功受孕带来一系列的麻烦。

因此，建议备孕女性最好在孕前就将丁字裤放在柜子的角落里，直到小宝宝顺利诞生，再让它"重见天日"吧。

那么，备孕女性应该选择什么样

的内裤呢？在挑选内裤的时候，备孕女性应注意以下几点：

尽量选择宽松一些的内裤，以便透气排汗。

在材质上，可以选择天然纯棉或是经软化处理过的亚麻内裤，这种内裤透气性好、吸汗，对皮肤没有什么刺激。

在颜色方面，可以选择一些浅色的内裤，如肉色、米色等，因为深颜色的衣物都是经过染色处理的，对皮肤的刺激性很大。

紧身衣

紧身衣可使女性体内血液循环不畅，尤其是在月经期，会使经血流出不畅，且在穿脱时还会使盆腹腔压力突变，易造成经血逆流，最终出现经期腰疼、腹痛症状，严重者还会导致不孕。因此，女性在备孕期衣着方面要宽松，以使乳房和腹部保持自然松弛状态为宜，这样有利于生理功能的协调。

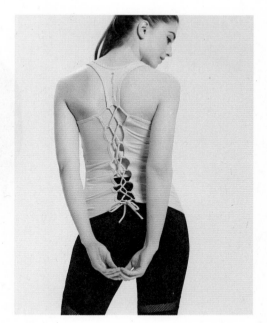

紧身裤

有些男性喜欢穿紧身裤，殊不知，这会对男性的生育能力造成不良后果。紧身裤会包裹着阴囊，使其处于密闭状态，造成空气流通不畅，细菌滋生，从而引发生殖道的炎症。同时，紧身裤也阻断了阴囊皮肤的散热降温，对于血液循环、精索静脉回流极为不利，进而不利于精子的产生。长期下去，容易造成备孕男性不育。

时尚的紧身裤对于女性而言，虽然不像对于男性的危害那么严重，但也存在隐患，如紧身裤包裹在臀部，使阴道分泌物无法透发，易使细菌滋生繁殖，引发阴道炎，这对于优生优育是极为不利的。

因此，为了未来的宝宝，备孕夫妻在孕前最好都选择宽松、纯棉、透气的裤子，千万不要为了一时的喜好，而失去拥有一个健康宝宝的幸福。

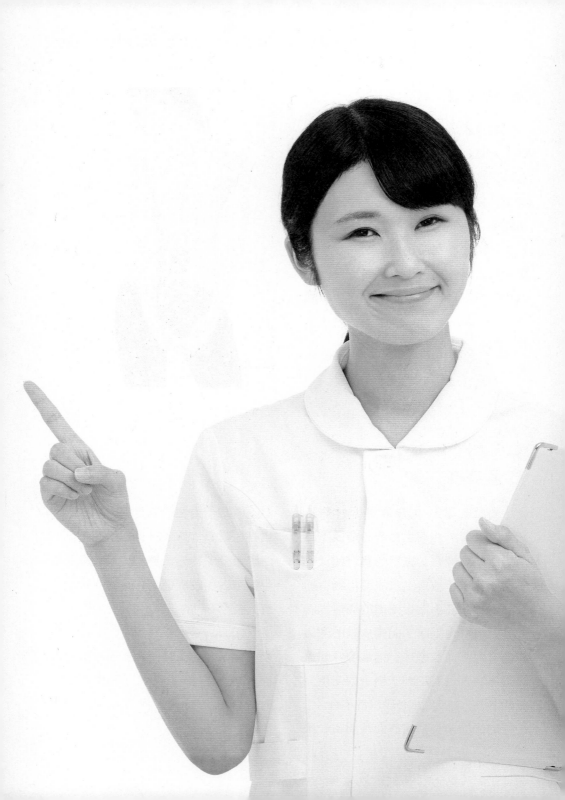

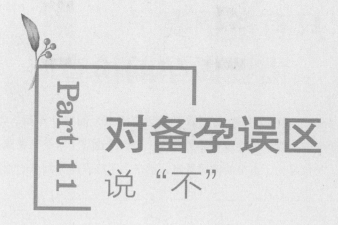

Part 11
对备孕误区
说 "不"

　　怀孕生子是一项伟大的工程，更是一项系统工程。在备孕的过程中，很多备孕夫妻经常有一些误区。这些误区大多数来自于民间，没有科学依据，却让备孕夫妻趋之若鹜。下面我们列出了备孕夫妻最常见的一些误区，希望可以帮助备孕夫妻幸福享"好孕"。

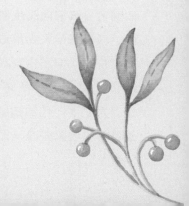

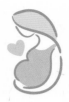

一、只有备孕妻子
需要做孕前检查吗

　　很多备孕夫妻以为只有女性需要做孕前检查，而男性不用。这种想法是错误的，"对于孕前检查，男性没有豁免权"。孕前检查对于备孕夫妻双方来说，都是非常重要的，不仅是为了自身的健康着想，更是为了确保即将到来的胎宝宝的健康。

　　男性孕检项目包括男性实验室检查，其中精液检查最能体现男性目前的生育状态，其次还有血尿常规，甲、乙、丙肝病毒，高危人群筛查梅毒、艾滋病病毒检测等。如果精子畸形率很高，同样也会影响胚芽的生长发育。

　　孕前检查的项目通常十分简单，几乎所有医院的妇产科都可以做，只要花费半天时间就可以完成，适合于每对备孕夫妻。其他还有一些特殊的检查，备孕夫妻可以依据自身情况向医生咨询是否需要做。只有备孕夫妻都进行正规的孕前检查，确保了自身具备怀孕的条件，才可以进行孕育下一代的工作。为了下一代的健康，孕前检查对备孕夫妻来说是一道必须执行的"命令"。

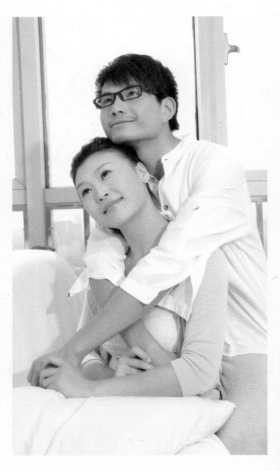

二、痛经一定会 影响怀孕吗

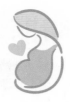

痛经是指女性在月经前后或月经期间出现下腹疼痛、坠胀，严重者可伴有恶心、呕吐、冷汗淋漓、手足厥冷甚至昏厥等症状。痛经给女性的生活和工作造成了极大的不便，同时备孕妈妈们也会有这样的疑问，认为痛经会影响自己怀孕。

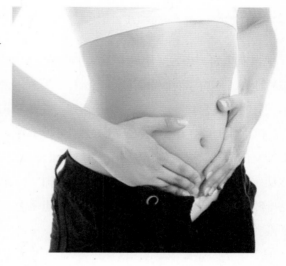

临床上将痛经分为原发性痛经和继发性痛经。原发性痛经是指生殖器官无器质性病变的痛经，主要与月经期子宫内膜合成释放前列腺素增加有关。前列腺素的增加，会引发子宫异常收缩，导致子宫肌层缺血、缺氧，从而引发痛经。由于无器质性病变，原发性痛经并不会对女性生育造成影响。

而继发性痛经是指由子宫器质性病变疾病（如子宫内膜异位症）引起的痛经。继发性痛经的女性往往会出现内生殖器与周围组织粘连、输卵管变形或宫腔闭锁等情况，从而引发女性不孕，或是输卵管通而不畅，发生宫外孕。在经期出现痛经的备孕女性在孕前一定要去医院做检查，排除继发性痛经的可能，以便顺利受孕。被确诊为继发性痛经的患者，要及时治疗后方可受孕。

三、排卵期内多同房 怀孕概率更高吗

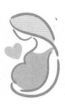

　　李刚和妻子刘婷结婚已经3年了，却未生子，被村里的人在背后说成"有病"。其实刚结婚的时候，李刚和刘婷觉得先赚足钱，再考虑生孩子。现在事业渐渐稳定了，夫妻两人便想生个孩子，享受天伦之乐，顺便也堵住村民的悠悠之口。可是事与愿违，解除"安全措施"一年了，刘婷的肚子却毫无动静。去医院检查，身体也很健康，完全没毛病。

　　于是医生对夫妻二人进行更深入的问诊。医生问李刚："身体有没有其他不舒服的地方，还有平时饮食、睡眠怎么样？"李刚说："下午的时候手心、脚心会发热，有时会莫名其妙地腰酸、口干舌燥。在外面和朋友吃饭比较杂，喝酒也比较多，睡眠时早时晚。"医生又问他："会不会耳鸣？"李刚说："有一点。"医生紧接着又问道："夫妻俩最近房事的频率是不是很高？"李刚有点不好意思地点了点头，说："这不是想快一点生个出来嘛！"刘婷也在旁边说道："刚好前阵子是排卵期，我们就抓紧了进度'操练'，想尽快怀上宝宝。谁知道，这几天验了还是没有中招。"

　　很多备孕夫妻都像李刚和刘婷一样，因为迫切地希望"爱情结晶"可以尽快降临，于是在排卵期加紧同房就成了受孕的捷径。不少备孕夫妻认为，只要抓住排卵期，多次同房就可以确保怀孕。其实这是一个误区。

　　备孕妈妈每天都测试基础体温，用排卵试纸监测排卵，把排卵期算得特别准，然后就按部就班地和备孕爸爸抓紧同房，甚至天天同房，以为这样一定能怀上宝宝。其实，天天同房的情况下，精子的数量和质量是达不到能怀孕的标准的。精子从产生到成熟是有一个过程的，通常精子有3~5天的成熟期。男性在检查精子常规时，也会被要求在检查前3~5天不同房。如果在检查前1天同房了，则隔天检查

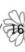

出来的结果会显示精子的数量少，密度低，精子的活力也不够。因为成熟的精子已经排掉了，留在男性体内的就是未成熟的初生精子。同样的道理，如果在备孕妈妈的排卵期天天同房，则备孕爸爸本身的精子就达不到可以怀孕的要求，那么就不能成功受孕。

排卵期同房的频率

如果备孕妈妈前期的准备工作都很充足了，只要在排卵试纸呈强阳性（即出现2条杠）时，同房1次，然后排卵试纸由强转弱时再同房1次，这样怀上的可能性就会大一些。

另外，备孕妈妈如果注射了HCG排卵针，则第2天会排卵，因此注射后第2天可以同房。同样地，也不能天天同房。最好是隔天再同房1次。

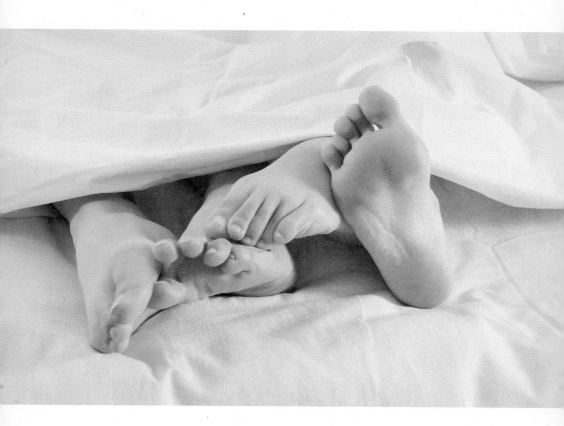

四、控制性生活频率 能提高精子质量吗

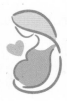

　　敏敏的老公小徐是被公司外派到国外常驻的经理，常年不在家，所以结婚五六年了，敏敏一直都没有怀上宝宝。夫妻双方的父母都十分着急，一逮着机会就催小徐赶紧回国，早日和敏敏实施"造人"大计。最近一次，小徐回国七八天，敏敏在小徐回国前就制定了计划，希望"一举得子"。此时距离他们上一回夫妻同房也已过去了近半年。难得小徐回国一趟，敏敏抱着很大的期望。

　　事实上，如果小徐在国外也一直没有人工排精，那么体内的精子就会老化，失去活性。此时敏敏和小徐再怎么同房，也很难怀上。当务之急，是先把小徐的精子质量改善。

　　同样的道理，有些夫妻认为，想要怀孕就应该减少同房次数，这样丈夫可以"养精蓄锐"，也更容易怀上一个优秀的宝贝。其实，同房次数过少反而不利于受孕。这是因为，同房次数过少会使精子在睾丸中驻留时间太久，这样会使得精子老化，从而活力下降，导致形成的受精卵质量不高，不容易生出健康聪明的宝宝。

　　而且，备孕妈妈每个月仅仅只有1次排卵，卵子的受精活力也只能保持十几个小时，低频率的性生活很容易错失这个难能可贵的受孕机会。过频或过少的性生活都不利于受孕，保持每5~7天有1次性生活的频率，对年轻的备孕夫妻来说更有利于怀上宝宝。

五、营养在怀孕之后再补充吗

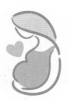

好多育龄女性都是在月经过期不来时，才会意识到自己是不是怀孕了，然后去药店买来早孕试纸，或者到医院去检查。因此在孕前就要开始的营养储备根本没有来得及准备，甚至还认为只要在怀孕后再补充营养就足够了。其实，正确的做法应该是，备孕夫妇在孕前提前做好准备，只有具有良好的营养状况、拥有健康的体质，才能产生高质量的精子和卵子，为受精卵的良好发育打下基础。

这是因为母体的营养与胎宝宝的发育密切相关，胎儿的营养完全依赖于母体的供给，母体不良的健康状况将对胎儿的健康造成巨大影响。女性孕前营养不良，体内各种营养素就会储备不足。如果怀孕后又不能及时补充，胎儿则无法从母体中摄取足够的营养素，其发育就会受到限制，很容易出现胎儿宫内发育迟缓等，甚至可能危及宝宝的心、智、体各方面的健康。有的母体由于孕前缺乏维生素A或锌，最终导致胎儿畸形。此外，孕前营养不良的女性可能会发生乳腺发育不良，从而导致产后泌乳不足，影响到新生儿的喂养。

平时营养差的女性，怀孕后体质必然差。即使孕后加强了营养，但由于胎儿的营养需求，孕妇的体质也不可能有明显的增强。待到临产时往往不易承受分娩所需的大量体能消耗，致使分娩时产力弱、子宫收缩无力、产程延长，甚至造成难产，给产妇、新生儿带来危险。如果孕妈妈孕前对饮食不加注意，暴饮暴食，喝咖啡、浓茶、可乐等刺激性饮料，甚至服用一些致畸药物，将有可能对胎儿造成难以弥补的伤害。

所以，备孕妈妈们切不可等到确定怀孕了才开始补充营养，在备孕期就应当有意识地进行营养储备，这对于自己本身和即将到来的宝宝来说都是有益的。

六、准备怀孕
就必须把宠物送走吗

　　越来越多的家庭开始饲养宠物猫狗，并且把它们当做家人来对待。可是，当夫妻俩准备开始备孕时，父母、朋友就会跳出来说必须把宠物送走，怀孕期间可不能养宠物！可是明明看过那么多宠物和宝宝一起长大的温馨图片，难道到自己这里就不能养了吗？

猫的粪便需小心

　　家里养的猫如果经常洗澡，保持干净，只吃熟食，而且与外面的流浪猫没有接触，则家猫的问题也不大。备孕女性只要没有接触到家猫的粪便就没有危险，因为家猫的粪便里可能有弓形虫。还有如果家里养有花花草草，也尽量不要接触到花肥，因为花肥里可能含有动物的粪便。

　　总之，只要备孕妈妈在日常生活中多加小心，避免接触含有弓形虫的源头和宿主，则不会有感染弓

形虫的危险，宠物狗、宠物猫都可以继续饲养。

　　此外，如果备孕妈妈本身是一个过敏体质者，那么也需要格外地留意自己是否对宠物过敏。过敏体质的备孕妈妈可以通过对猫、狗的过敏原做皮试或抗体测试，根据结果决定是否应该减少与猫和狗的接触，避开过敏原。如果对宠物毛发过敏，或有哮喘，准妈妈还是尽量不要和宠物频繁接触了，接触后要及时洗手。

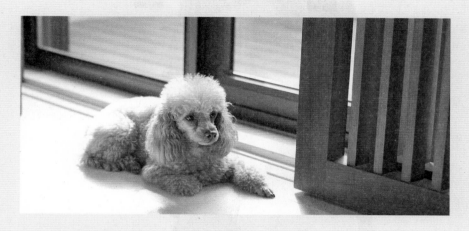

🐾 宠物狗不影响怀孕

　　最近几年里，认为备孕期和怀孕期不能养宠物的传统观念产生了变化，现在有很多国内外妇产科权威专家认为可以不用在备孕期和孕期送走宠物。但前提是备孕妈妈已经感染弓形虫并产生了抗体。如果养了宠物狗，但检测出备孕妈妈没有感染弓形虫，则先要让宠物狗也抽血化验，确定有没有感染弓形虫。并禁止宠物狗吃外食，只喂熟食或狗粮，而不喂生肉。还要定期给宠物狗注射疫苗，随时监测。狗是弓形虫的中间宿主，它的粪便和排泄物都没有传染性。弓形虫主要寄居于狗的血液和肌肉中，口腔内也会有。所以只要不和感染了弓形虫的宠物狗嘴对嘴"亲亲"，不吃感染了的狗肉，孕妈妈则不会感染弓形虫。所以，养狗一般不会影响怀孕。

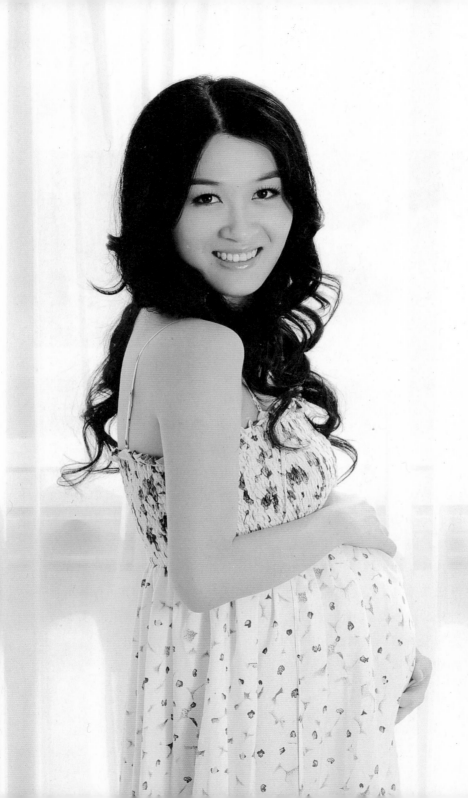

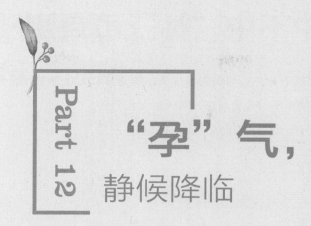

Part 12

"孕"气，
静候降临

　　通过实践前文介绍的各式助孕方法，备孕的爸爸妈妈们是否对于宝宝的到来已经迫不及待？而在确定好孕后，准爸爸和孕妈妈既对新生命的降临满怀期待，又会对胎宝宝的生长发育充满担心，害怕胎儿不健康、流产等。其实，只要对怀孕早期的基本常识有一定的了解，做好心理准备，防患于未然，便能轻松地诞下健康优质的宝宝。

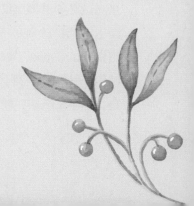

一、中不中"标"可自测

备孕夫妻都十分关心同房后多少天才能用早孕试纸测试是否怀孕，希望为人父母的迫切心情恨不得今天同房，明天就测出阳性。

同房后多少天能测出怀孕

想要测出"好孕"应该等到月经迟到之后，或在同房后体温升高的第15天左右进行测试，此时绝大部分人都能够测到强阳。这是因为每个人的HCG值不同，在试纸上的反应也不同，有的可以较早就测到强阳，有些HCG值低的要很晚才能测到。所以建议备孕妈妈不要急于进行早孕测试，等到同房后体温升高15天左右再测试，既可以保证准确性，也可以排除因注射促排卵针而造成的HCG干扰。

早孕试纸和排卵试纸

排卵试纸主要是测女性体内的黄体生成素（LH），早孕试纸是测试胚胎滋养层细胞产生的人绒毛膜促性腺激素（HCG）。表面上这两种激素是不相干的，但是排卵期过后，有些备孕女性却用排卵试纸测到了强阳。出现这种情况的原因是LH和HCG的分子结构十分相像，排卵试纸除了测到LH之外，还测到了HCG。但是，早孕试纸却只能测到HCG。

早孕试纸为何出现弱阳

如果早孕试纸测到弱阳（就是检测线相对于对照线的颜色很淡），此时备孕妈妈先不要急着欢呼雀跃，这有可能是假阳性。未孕情况下的女性体内的HCG值几乎可以忽略不计，但在许多情况下，HCG值是会升高的。如果使用过HCG排卵，在黄体期进行激素治疗时注射过HCG针剂，有溶血或高脂血症等，HCG都会升高。

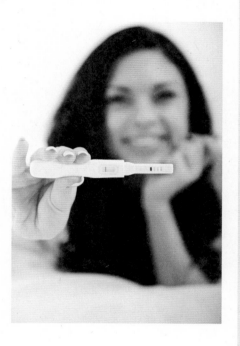

当然还有一种情况就是怀孕初期每个人产生的HCG水平不一样，差别很大。所以为了得到准确的测试结果，备孕女性可以隔两天再测一次，或者直接去医院做进一步的检查。

孕妈妈如果真的怀孕了，胚胎的滋养层细胞分泌出的HCG量会每48小时翻一倍，持续整个孕期，HCG的水平会不断提高。由于HCG的不断增加，早孕试纸的颜色会一直加深；或者是弱阳出现的时间加快了。确定是否怀孕的关键并不在于看到试纸上显示弱阳性，而是在于观察到自己身体中是否存在着这种变化。出现这两种变化都能证明胎宝宝已经在你的子宫里着床了。

二、早孕反应，轻松面对

谭佳是被她老公搀进妇产科诊室的。她脸色苍白、精神萎靡，医生赶紧让她坐下来，问她哪里不舒服。谭佳嘴唇动了动，没有说话。谭佳的老公赶紧说："医生，我老婆怀孕了，吐得特别厉害，全身都不舒服，你给看看有什么问题没？"

原来谭佳刚怀孕不到2个月，总是恶心、呕吐，吃什么吐什么。特别是早上和晚上，不吃也吐，喝水都吐，闻到不舒服的味道也吐。肚子里的东西都吐完了，就吐酸水，有时候感觉胆汁都要吐出来了，就连晚上也睡不好。吃不好、睡不好，浑身无力，谭佳难受得哭了好几回。

老公看着心疼，又帮不上忙。本来以为怀孕是喜事，谁知道要遭这么大罪。

一般来说，孕妇在怀孕6周左右开始会出现恶心、呕吐、择食等早孕反应，由于多在清晨空腹时比较重，故又称"晨吐"，俗称"害喜"。

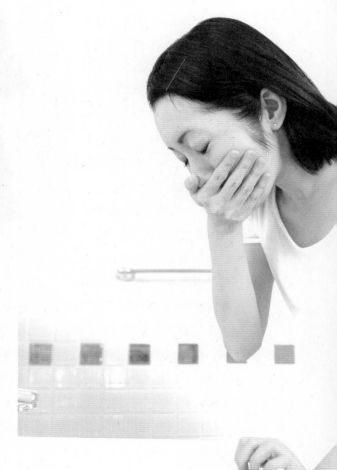

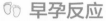 早孕反应

孕吐是孕妇的常见症状，但如果频繁呕吐、厌食等，导致脱水、电解质紊乱，使能量摄入不足而动用体内脂肪氧化，就容易发生酮症酸中毒。大约有半数以上的孕妈妈在怀孕前期会出现头晕、疲乏、嗜睡、食欲缺乏、偏食、厌恶油腻、晨起呕吐等早孕反应。妊娠呕吐轻者对日常生活和工作影响不大，不需要特殊治疗。但如果孕吐过于严重者，如频繁恶心、呕吐，不能进食等，则会发生体液失衡及新陈代谢障碍，危及孕妈妈和胎宝宝的生命。早孕反应的严重程度和持续时间因人而异，绝大多数在孕12周左右就消失，也有少数孕妈妈整个孕期都伴有妊娠不适。

孕吐是大多数孕妈妈最常见的早孕反应，但这也是腹中胎宝宝自我保护的一种天性。孕妈妈日常进食若有不慎，极可能食用含有微量毒素的食物，这对于胎宝宝而言，就是强烈的刺激和危害，会影响胎宝宝的健康生长发育。所以，此时胎宝宝就会分泌大量激素，增加孕妈妈嗅觉和呕吐中枢的敏感性，以最大限度地抵制毒素留在母体内，确保自身的安全。所以，在孕早期时，孕妈妈如果孕吐并非特别严重，则不用过分担心会影响胎宝宝营养不足，一方面这是胎宝宝对自身的保护本能，另一方面则是因为在孕早期时，胎宝宝的营养需求相对较少，而且能从母体的血液中直接获取。

如何改善孕吐

营养学家主张孕妈妈解决孕吐最好的办法就是能吃多少吃多少，想吃什么吃什么，适当地调整日常的饮食，尽量满足口腹之欲。但需注意的是，孕妈妈应避免食用油腻和不易消化的食物，多吃果蔬，多喝水，并且要保证食物品种多样化，少食多餐。

对于呕吐频繁导致身体缺水者应及时补充体液，可补给葡萄糖液、生理盐水，以此来补充身体所需的水分、糖、盐等。

缓解孕吐还有以下几个小妙招：

身边常备小零食，在临睡前吃点零食或喝杯牛奶，可缓解隔天起床因空腹产生的恶心。清晨最好也先吃点东西再下床，防止因体内血糖较低而恶心呕吐。柠檬和生姜都可以有效地缓解孕吐。柠檬切片泡水喝可以开胃，或者在恶心时拿出整颗柠檬闻一闻，有提神醒脑的作用。姜片泡水加入红糖或柠檬可以缓解恶心呕吐。

适当参加一些轻缓的活动，如室外散步、做孕妇保健操等，都可改善心情，强健身体，减轻早孕反应。不能因为恶心呕吐就整日卧床，因为这样只会加重早孕反应。如果活动太少，恶心、食欲不佳、倦怠等症状就会更为严重，常此以往便形成恶性循环。

心理放轻松比什么都重要，心理压力过大，妊娠反应会更加严重。孕吐是正常现象，只要在正常状态内，不用担心会给胎儿造成不良影响。了解一些相应的科学知识，多与周围的孕妈妈交流，相互学习，解除心理压力。也可以多和自己的体检医生交流，把自己的情况告诉医生，看看有没有必要进行相应的孕吐治疗。

三、第一次产检要做什么

产前检查又称围产保健，孕妈妈通过产检可以及时了解自己的身体情况，以及胎宝宝的生长发育情况，以保障孕妈妈和胎宝宝的健康和安全。根据妊娠各阶段不同的变化特点，将妊娠全过程分为三个阶段，孕早期（12周内），孕中期（13~27周），孕晚期（28~40周）。第一次产前检查的时间是在孕早期12周内进行。

第一次产检的项目

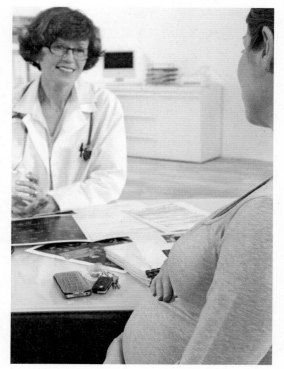

产检对孕妈妈和胎宝宝至关重要，通常第一次产检医生会详细咨询孕妈妈和准爸爸有无家族性遗传病史，还有孕妈妈的生活情况，如饮食、睡眠、烟酒情况、用药情况等，以及准爸爸的健康情况，如有无吸烟饮酒、有无疾病史和用药史等。

为了胎宝宝健康地发育成长和自身母体的健康，孕妈妈不仅应该重视第一次产检，在整个孕期都应定期去医院产检，及早发现问题并对症治疗。

孕妈妈应该提前了解第一次产检需要进行的项目：

血液常规检查，包括血红素、血细胞比容、风疹、乙肝、甲状腺功能、ABO血型、Rh血型。

子宫颈抹片检查。

阴道疾病检查。

体重及血压检查。

尿糖检查，检查有没有糖尿病。

尿蛋白测量，检查母亲泌尿系统。

营养摄取及日常生活注意事项咨询，并讨论孕后心情的变化。

建卡

到医院做第1次产检的时候，医生就会为孕妈妈建卡，这是孕妈妈孕期的体检档案。之后的每一次产检，医生都会在上面记录孕妈妈的产检内容，以检查孕妈妈的身体状况和胎宝宝是否健康成长。

一般孕妈妈在第12周内要在所居住的街道居委会或计生办办理"小卡"，即《孕产妇健康手册》。而在16周左右，孕妈妈可以去选定的医院建"大卡"，即医院对孕妈妈进行产检项目的检查结果的记录册。

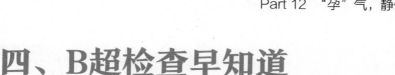

四、B超检查早知道

B超是妇产科重要的检查方式，通过B超检查可以判断胎儿个数，是否宫内妊娠，胎儿器官有无畸形，了解胎儿在宫内的活动情况，羊水量的多少，胎盘的位置、形态，有无绒毛膜血肿等。

孕早期没有必要做B超

在孕早期，B超发挥不了它应有的作用。孕早期的受精卵只有针尖大小，此时过早地做B超，难以发现任何胎宝宝的踪迹。如果备孕妈妈发现自己怀孕了，在孕6周做B超可见胚囊，孕7周可见胚芽，孕8周可见心血管搏动。

妊娠期不同阶段B超检查安排

一般情况下，整个孕期只需做3~4次B超检查就可以了。

第1次：妊娠12周内做第1次B超检查，此时可以判断孕龄，可测量胎儿的大小，以及判断其发育情况，可排除宫外孕、葡萄胎、双胎等。

第2次：妊娠25周左右做第2次B超检查，可以了解胎儿的生长发育情况，还能对胎儿的位置及羊水量有进一步的了解。还可以早期发现胎儿是否畸形，如胎儿的肢体畸形、唇腭裂畸形等。

第3次：妊娠晚期或临产前再做第3次B超检查，可以帮助准妈妈观察胎儿胎位、胎儿大小、胎盘成熟程度、有无脐带缠颈等，进行临产前的最后评估，做好产前的各种准备，所以这次B超是非常重要的。

若是双胎妊娠，孕20周以后，单绒双胎每2周、双绒每4周1次B超检查。

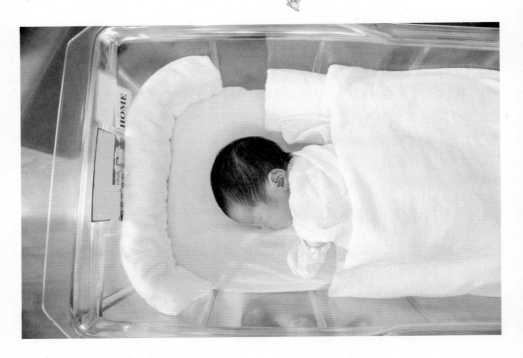

B超对胎宝宝有影响吗

目前还没有任何直接证据表明，孕早期做B超检查会对胎儿的生长发育造成影响。所以，孕妈妈做B超检查应根据具体情况而定，如果孕期检查都正常，只需做3~4次B超检查就足够了。但如果出现腹痛、阴道出血、胎动异常、疑有前置胎盘等情况，或是双胎、多胎妊娠以及高龄妊娠，则可以根据实际需要增加检查的次数。若有不良妊娠史的孕妈妈，如反复自然流产史等，可根据医嘱酌情增加B超检查次数。

孕早期可以用阴道超声检查，结果更精确、直观、快速，比腹部超声能更早发现胎心，也不需要憋尿。如果没有阴道出血、先兆流产等异常表现，阴道超声应为首选。

五、判断胚胎正常 与否的重要依据

在怀孕的最早期，使用超声及其他医用设备是无法检测出受孕的，最早可以反应出来的变化就是女性体内的HCG水平。

HCG数值判定是否怀孕

正常怀孕的情况下，HCG的数量将每48小时增加一倍。因此，它是测量女性在怀孕期间身体是否正常的重要指标。低水平的人绒毛膜促性腺激素的指数可能会导致胎儿流产或其他问题。而指数太高，也可能是其他的因素引起的，如葡萄胎。这就是为什么一旦怀孕，必须检测HCG的指数。下列HCG指数的高低都意味着什么：

5毫国际单位/毫升以下的HCG水平意味着你没有怀孕；5毫国际单位/毫升至25毫国际单位/毫升之间的HCG水平意味着你可能怀孕了；HCG水平超过25毫国际单位/毫升时，恭喜你，你一定是怀孕了。

受孕后8~10天女性体内分泌的HCG开始增加，孕8周到顶峰，随即降低，孕18~20周开始保持稳定。HCG会先进入母体血液，然后经由肾脏从尿液中排出。所以女性可以通过对尿液和血液中HCG含量的测定，来判断是否受孕。

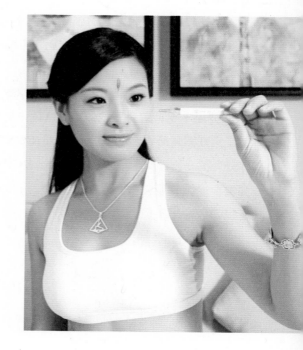

🦶 不同孕周HCG数值的变化

正常妊娠期间血清HCG值与妊娠周数有直接关系，不同孕周，HCG值会有所不同。怀孕3~4周，HCG值为9~130国际单位；怀孕4~5周，HCG值为75~2600国际单位；怀孕5~6周，HCG值为850~20800国际单位；怀孕6~7周，HCG值为4000~100200国际单位；怀孕7~12周，HCG值为11500~289000国际单位；怀孕12~16周，HCG值为18300~137000国际单位；怀孕16~29周，HCG值为1400~53000国际单位；怀孕29~41周，HCG值为940~60000国际单位。孕妈妈的HCG值只要落在对应时期的HCG值范围内就是合格的，而不必一味地追求HCG值的高低。

🦶 孕激素水平也很重要

怀孕前期在测血HCG值的同时，孕妈妈们也应该测一下孕激素水平。因为孕激素表示母体是否为胚胎发育创造了一个适宜的环境和对胚胎发育的支持程度。当孕激素低于10纳克/毫升时，会有流产的危险。当孕激素达到15纳克/毫升左右时，孕妈妈应该采取保胎措施。只有当孕激素到达20纳克/毫升左右时，胎宝宝才处于相对安全的状态。但是，孕激素水平和HCG值不同的是，孕激素水平在整个孕期是持续上升的。

在妊娠早期，孕激素水平随着HCG水平的升高而升高。在妊娠早期一旦出现HCG分泌不足，则会导致卵巢妊娠黄体功能的降低，而孕激素水平不足，难以维持正常妊娠，最终造成自然流产。HCG和孕激素的协同作用，一方面让胚胎获得养分，另一方面又保证胚胎的安全。HCG值若不达标，胚胎因为缺少养分，可能会发育迟缓甚至停育；孕激素不够，胚胎就会着床不稳，造成出血甚至流产，所以二者缺一不可。

六、宫外孕早知道

宫外孕是指孕卵在子宫腔外着床发育的异常妊娠过程。孕妈妈一旦发现阴道有鲜红的血液流出，还伴有腹部痉挛或腹痛，则可能是宫外孕。

宫外孕的原因

宫外孕发生常常是由于输卵管管腔或周围的炎症，引起管腔通畅不佳，阻碍孕卵正常运行，使之在输卵管内停留、着床、发育，导致输卵管妊娠流产或破裂。在流产或破裂前往往无明显症状，也可有停经、腹痛、少量阴道出血。破裂后表现为急性剧烈腹痛，反复发作，阴道出血，以至休克。在过去20年里，宫外孕发生率有增加的趋势，因宫外孕而死亡的人数也逐渐增加。因此，宫外孕是悬在孕妈妈们心头上的一把刀。

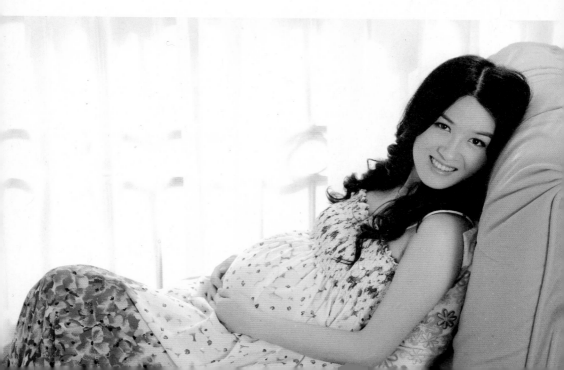

宫外孕主要的起因有以下这几种

输卵管炎症

可分为输卵管黏膜炎和输卵管周围炎，两者均为输卵管妊娠的常见病因。

输卵管发育不良或功能异常

输卵管过长，肌层发育差，黏膜纤毛缺乏，还有双输卵管、憩室或有副伞等，均可成为输卵管妊娠的原因。

输卵管手术

输卵管绝育术后若形成输卵管再通或瘘管，均有导致输卵管妊娠的可能。因不孕接受过输卵管分离粘连术、输卵管成形术，而导致输卵管妊娠的发生率为10%~20%。

受精卵游走

卵子在一侧输卵管受精，受精卵经宫腔或腹腔进入对侧输卵管，称受精卵游走。移行时间过长，受精卵发育增大，即可在对侧输卵管内着床形成输卵管妊娠。

辅助生育技术

人工授精、促排卵药物的使用，以及体外受精或配子输卵管内移植等，均有异位妊娠发生，且发生率为5%左右，比一般原因异位妊娠发生率更高。

其他原因

因周围肿瘤引起输卵管、卵巢周围组织的粘连，也可影响输卵管管腔通畅，使受精卵运行受阻。也有研究认为，人工流产、吸烟等也与异位妊娠的发病有关。

　　孕妈妈如果没有上述的这些情况发生，则可不必过分担心会发生宫外孕。不过，如果是长期服用口服激素和使用宫内节育器的备孕妈妈，则宫外孕发生的概率分别是1%和5%。所以长期服用口服避孕药的女性，应该意识到这个危险性。

宫外孕的判断

其实只要具备了一些基本的常识，在宫外孕初期便可以帮助自己做出初步的判断。腹痛几乎是宫外孕患者最常见的症状，这是由于绒毛从输卵管壁分离，或输卵管壁破裂，从而引起腹腔内出血，血液刺激腹膜就引起腹痛。在输卵管未破裂前，有些患者下腹部一侧会有隐痛；到输卵管妊娠流产或破裂时，下腹一侧会有撕裂性或阵发性的疼痛。

有少部分的宫外孕患者在腹痛的同时，伴有肩膀痛。这是因为腹部膈肌受到血液刺激，而引起肩部放射痛。另外，有一个症状可以用来判断宫外孕，就是肛门坠胀与排便感，这是盆腔内积血的表现。如果孕妈妈同时有腹痛、肩膀痛和排便感，则可能是宫外孕，那么应该尽快去医院检查。

宫外孕还有另外一个明显的特征，就是腹痛的同时会有阴道不规则的点滴状出血，出血量少且血色暗红。但是对于宫外孕的诊断，最科学的方法还是通过测验血HCG。如果HCG的增长小于66%，则可能不正常。因为孕早期6~7周里是HCG的增长飞快，每48小时增长一倍。如果隔48小时后测得的数据比48小时前所测得的增长一倍，则可排除宫外孕的可能。

除了验血HCG外，还可以通过测定孕激素来判断是否宫外孕。如果孕激素高于20纳克/毫升，则可排除宫外孕，低于20纳克/毫升的可以通过B超检查做进一步检查，以确认是否宫外孕。

总的来说，诊断宫外孕既需要备孕妈妈自身具有警惕性，及时发现自身身体异样，还需依赖于严谨的医务人员和超声装置，双管齐下，才能将宫外孕及早排除，确保孕妈妈的健康。

七、先兆流产不可怕

胡晓刚和男友交往的时候怀孕过一次，觉得条件不成熟就打掉了，当时医生嘱咐她最好1年后，等身体完全恢复了再怀孕。谁知半年后胡晓又怀孕了，这次和上次不同，胡晓赶紧和男友领证结了婚，一心一意地期待着做幸福的妈妈。

怀孕2个月的时候，胡晓和老公去逛街。回来后就觉得肚子有点疼，以为是累着了，就早早上床休息了。谁知第二天起床上厕所的时候，发现下面隐约有些出血，这可把她吓坏了，赶紧把老公叫起来，把她送去医院。

如果孕妈妈在早孕期发现内裤上有血色或褐色分泌物，通常有三种原因：第一种是阴道出血，医生通过进行阴道检查就能确诊；第二种是肛门出血，可能因为便秘或者是痔疮导致排便后出血；最后一种则是尿道出血，可能是由于尿路感染或结石引起的出血。还有一些少见的情况引起出血，就是先兆流产的信号。

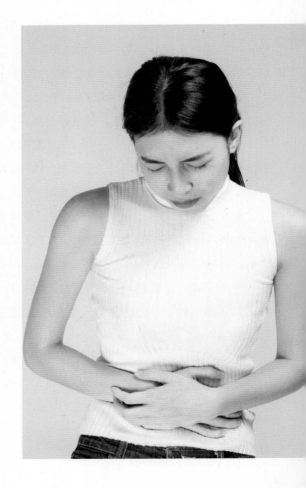

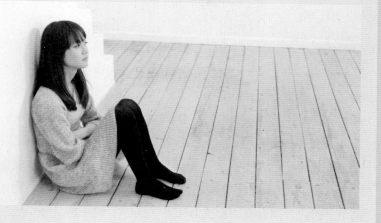

先兆流产的原因

在怀孕初期，孕妇容易感到疲累，过度劳累容易造成流产，尤其是那些高龄产妇、有过流产史的孕妇，需格外注意休息，避免过于劳累和剧烈运动。

引起阴道流血是因为胚胎的绒毛从母体的子宫肌壁上剥离，医生通常诊断为先兆流产。若胚胎绒毛剥离的面积小，则阴道出血量也少，胚胎的存活尚无大碍，有保住腹中"小天使"的希望。但如果剥离的面积大，阴道出血量较多，胚

胎的存活就受到了严重的威胁，保住胎儿的希望就很小了。在孕前期8周以内，胚胎的绒毛发育还很稚嫩，与母体的联系也不牢固，此时的绒毛极容易从母体剥离。

先兆流产的阴道出血不同于月经出血，一开始是呈鲜红色，再逐渐变成暗红。而月经是子宫内膜逐渐萎缩的结果，并经过了长时间的氧化，所以出血颜色一般比较深。

先兆流产怎么治疗

先兆流产中有一部分还是可以继续妊娠的，所以一旦发现有先兆流产的症状，孕妈妈应该立即去医院检查，只有及时进行检查和采取保胎的措施，胎宝宝才不会来了又走。

先兆流产是流产发展各阶段的第一阶段。当发现阴道出血和下腹痛，只要宫颈口未开，胎膜尚完好，妊娠产物未排出，并及时地采取了保胎措施，孕妈妈也得到充分的休息，一段时间后出血停止，腹痛消失，则说明保胎基本成功，胎宝宝暂时安全。反之，如果孕妈妈此时忽视了先兆流产，既没有及时采取保胎措施，也没有加以适当的休息，先兆流产则会发展成为流产。

医生对于孕妈妈出血的情况，通常会进行阴道检查，确认出血是否来自子宫，然后进行B超检查明确是否为宫内孕。当确认为宫内孕并检查了胚胎的生长情况后，还要排除因胚胎发育异常导致的出血。

B超检查可以观察宫内胎儿的发育情况，若发现胎儿发育情况正常，则说明继续保胎的希望较大，而如果发现胎儿发育异常，则可以判定经保胎治疗存活的胎儿多为体弱低能。更甚者，发现胚芽枯萎，或胎盘后出血逐渐加大，那么孕妈妈只能弃胎了。

先兆流产的治疗原则是优先保住胎儿，而保胎的最主要的方法就是卧床休息，为避免胎儿受刺激，孕妈妈应该禁止性生活和过度劳累。

先兆流产应防患于未然

对于流产，也应该像对待其他疾病一样，提前采取预防的措施，防病胜于治病。如果有习惯性流产倾向以及有人工流产史的孕妈妈，在备孕期就应该坚持每天测量基础体温，一旦发现体温上升，即使尚未检测出怀孕，也应该按先兆流产保胎来治疗。对于其他普通的孕妈妈，则可以通过在日常生活中做到以下几点来预防先兆流产：

充分的休息。避免过度劳累，不要做过重的体力劳动，尤其是增加腹压的负重劳动，如提水、搬重物等。

防止外伤。出门最好穿平底鞋，孕期尽量不要外出旅游，避免振动的工作环境，做家务时避免危险性动作，如登高等。

摄取均衡的营养。远离烟酒，清淡饮食，不吃辛辣的食品，尽量少食多餐，必须保持大便通畅，避免肠胃不适。维生素E有保胎作用，因此孕期应多摄入富含维生素E的食物，如坚果类（松子、核桃、花生等）、豆制品等。

节制性生活。性生活时腹部受到的挤压和宫颈受到的刺激均会诱发宫缩，在孕早期，胎盘的附着尚不牢靠，宫缩非常容易导致流产，所以妊娠早期应禁止性生活。妊娠中期虽然可以有适当的性生活，但次数和幅度都应少于孕前。

保持心情愉快，情绪稳定。

保持身体特别是会阴部清洁。生殖道炎症也是诱发流产的原因之一。怀孕期间，阴道分泌物增多，因此外阴清洁工作显得非常重要，孕妇每晚都应坚持清洗外阴，必要时一天清洗两次。一旦发生阴道炎症，应立即治疗。

定期做产前检查，以便及时发现和处理妊娠中的异常情况，确保胎儿健康发育。

八、孕期用药要小心

　　随着人们对药物研究的深入，发现可以在孕期安全使用的药品真的很少。在不同的时期，药物对胎儿的影响也不同，医学专家指出，受精后1周内，受精后8~14天和受精后3~8周这三个阶段是用药影响的特殊时期。受精后1周内，受精卵因为尚未扎根于母体子宫内膜，此时不受孕妈妈用药的影响。受精后8~14天，药物的影响会导致流产，但不会使胎儿致畸。最后一个阶段里，是胎儿器官发育的重要阶段，因此最易受到药物影响，也是最易致畸的敏感期。因此，受精后3~8周用药需要十分谨慎，必须严格遵听医嘱。

　　妊娠期如果服用了药物，胎儿本身其实会做出相应的选择，孕妈妈可以让胎儿有一个自主选择的机会，就像大浪淘沙，脆弱的胚胎会被淘汰出局，而不受影响的胚胎则会顽强地生存下来。孕妈妈不必过分紧张，不应不分青红皂白就选择终止妊娠，应该把决定权交给胎宝宝。

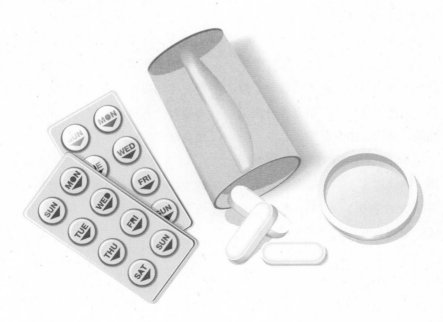

孕期禁用、慎用药物一览表

分类	药品名称	致畸性	对胎儿的不良反应 （对母亲的不良反应）	妊娠给药时间		
				前4个月	5~9个月	第10个月
抗生素	氯霉素	−	粒细胞缺乏症、灰婴综合征	×	×	×
	庆大霉素	−	胎儿肾障碍，听力障碍	×	×	×
	依托红霉素	−	胎儿肝障碍	×	×	×
	四环素	−	胎儿肝障碍，抑制骨骼发育，乳齿黄染	×	×	×
	链霉素	−	胎儿听力障碍（如果1次1克，1周2次无影响）	×	×	×
	卡那霉素	−	胎儿听力障碍	×	×	×
	卡那霉素B	−	胎儿听力障碍	×	×	×
磺胺类	磺胺类药物（各种）	+ −	儿童黄疸症，很少有粒细胞缺乏症，血小板减少	△	△	×
抗结核药	乙胺丁醇	−	母亲视力障碍，下肢麻木感	×	×	×
	环丝氨酸	−	母亲痉挛，精神障碍	×	×	×
	紫霉素	−	胎儿听力障碍	△	△	△
	卷曲霉素	−	胎儿听力障碍	△	△	△
	利福平	−	母亲暂时性肝障碍	△	△	△
	吡嗪酰胺	+ −	母亲肝障碍，关节痛	△	△	△
降压利尿药	氯噻嗪	−	血小板减少，胎儿死亡，母亲胰腺炎	△	△	△
	利舍平	−	抑制胎儿发育，鼻塞，呼吸障碍	△	△	△
	六甲溴胺	−	胎儿低血压引起死亡，麻痹性肠梗阻	×	×	×

续前表

分类		药品名称	致畸性	对胎儿的不良反应（对母亲的不良反应）	妊娠给药时间		
					前4个月	5～9个月	第10个月
神经系统药物	镇痛	巴比妥类	+	抑制呼吸，胎儿出血，死亡，畸形	×	△	△
		水合氯醛	−	胎儿忧郁症	△	△	△
		乙醛酞胺哌啶酮	+++	四肢及其他畸形	×	△	△
		麻药（吗啡等）	−	抑制呼吸，胎儿成瘾症状	△	△	△
	抗癫痫	苯妥英钠	+	发生叶酸缺乏（唇腭裂、贫血）、维生素K缺乏（血凝障碍）	△	△	△
	镇痉消炎	阿托品	+	心率加快	△	△	△
		阿司匹林	+−	骨骼异常、腭裂、黄疸、血小板减少	×	△	△
		对乙酰氨基酚	−	胎儿死亡	×	×	×
		消炎药	−	胎儿动脉导管早闭	×	×	×
泻药		蓖麻油	−	流产、早产	×	×	×
		番泻叶、大黄末	−	流产、早产	×	×	×
其他		驱虫药（各种）	+	——	×	×	×
		呋喃妥因	−	溶血	×	×	×
		氯喹	−	胎儿血小板减少	×	×	×
		硫氧嘧啶	+	甲状腺肿，智能障碍，呆小症	△	△	△
		甲苯磺丁脲	++	胎儿畸形	×	△	△
		塞克利嗪	+	兔唇、腭裂	×	△	△

　　注：抗寄生虫药（四氯乙烯、依米丁、甲硝唑、土荆芥油、甲紫等）、菌疫苗（三联菌苗、霍乱菌苗、牛痘苗、布氏杆菌活菌苗、鼠疫活菌苗、钩端螺旋体疫苗、脑膜炎双球菌苗、斑疹伤寒疫苗等）对胎儿均有损害作用。

　　图例说明：禁用×，慎用△。

孕妈妈慎用7类中成药

类别	中成药	药效	毒性
泻下药	十枣丸、舟车丸、麻仁丸、润肠丸等	有润肠通便等作用	有损胎气
祛风湿痹痛类药	虎骨大瓜丸、活络丸、天麻丸、虎骨追风酒、华佗再造丸、伤湿止痛膏等	以祛风、散寒、除湿、止痛为主要功效	含有活血的成分，或性质辛热，有损胎气
消导类药	槟榔四消丸、九制大黄丸、清胃和中丸、香砂养胃丸、大山楂丸等	有消食导滞、消痞化积的作用	具有活血行气及攻下之效，容易导致流产
清热类药	六神丸、牛黄解毒丸、败毒丸、消炎解毒丸等	具有清热解毒、泻火、燥湿等功效	六神丸在孕早期服用可导致胎儿畸形，孕晚期服用则易导致胎儿智力低下等，另外几种清热类中成药易导致流产
理气类药	木香顺气丸、气滞胃痛冲剂、开胸顺气丸、十香止痛丸等	具有疏畅气机、降气行气的功效	下气破气、行气解郁力强
活血类药	七厘散、小金丹、虎杖片、脑血栓片、云南白药、三七片等	具有活血化瘀、理血活络功能	容易导致流产
开窍类药	冠心苏合丸、安宫牛黄丸等	具有开窍醒脑功能	含有麝香，容易导致流产

九、孕前期，
小心小心再小心

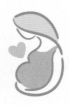

终于怀上了宝宝，但是孕妈妈们在孕早期3个月不能大意，该注意的细节也要多多留意。小心驶得万年船，为了让胎宝宝健康成长、顺利诞生，孕妈妈们不能掉以轻心。

怀孕后叶酸不能服用过量

之前提到过叶酸对备孕妈妈及孕妈妈的重要性，要求孕前和孕后各3个月每天都需补充0.4毫克的叶酸，但不能过量服用。这是因为服用过多叶酸的孕妈妈易产下携带677TMTHFR基因的宝宝，而这种基因对于宝宝的健康有负面的影响。因此为了宝宝的身体健康，孕妈妈们每天服用叶酸的量不能超过0.4毫克。

孕期避免长时间旅行

孕妈妈要尽量避免长时间旅行，尤其是在孕早期和孕晚期。如果无法避免外出，需要预先安排好行程，多预留出足够的休息时间。在选择交通工具时要注意避免颠簸，而如果选择乘坐飞机，则要注意机场安检的问题。过安检的时候要经过安全检查门，还要过安检人员的手提仪器扫身，所以孕妈妈在不得不乘坐飞机时可以穿上防辐射的衣服。

孕期要适当地运动

孕妈妈在日常生活中还是需要有适当的运动锻炼，如散步、轻松的家务劳动等，但不适宜激烈的运动，如跳舞、登山、骑马、打网球等。适当的运动可以促进血液循环和睡眠，还有助于放松孕妈妈的心情。

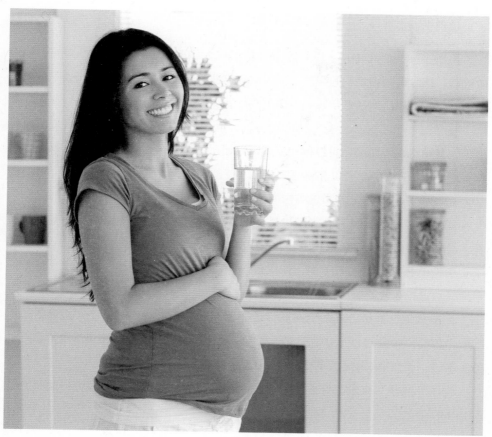

"下班现象"

不同育龄妇女的生理周期各有差异，但是黄体的寿命是相对稳定的。黄体从形成、发育到萎缩大概是14天，误差不超过2天。黄体在萎缩前通常会有明显的症状，这就像是上班族接近下班时会出现一些准备离开的动作。但是此时如果黄体接收到受精卵着床后产生的HCG的信号通知，不让黄体萎缩，黄体只能进入妊娠黄体状体，就像上班族临时要加班一样，于是来月经的症状也就会消失。

当出现怀孕后经期见红不必觉得紧张，这主要是受精卵着床较晚，HCG出现得也较晚造成的。因为即使临时收到加班通知，也总有一小部分员工提前下班了，经期见红就是这样的原理。只要流血很快停止，血量也不多，就是正常的现象。

 真假孕难辨

有些备孕妈妈在出现一些怀孕征兆时误以为自己真的怀孕了，兴冲冲上医院做检查，却发现原来是"假孕"。如果出现这些貌似怀孕的征兆，其实并不一定是怀孕的反应，也可能是备孕妈妈身体上的不适。

备孕过程或多或少会有一些心理压力，而压力会影响身体内分泌系统使月经停止，备孕妈妈不要因为月经停止就误以为自己已经怀孕。虽然月经停止是怀孕的特有征兆，但造成月经停止的原因却有很多。

出现疲倦感可能是因为患有慢性疾病；而有恶心与呕吐的反应则可能是和急性肠胃炎、病毒感染有关。尿频也是怀孕前期的表现，但是如果备孕妈妈膀胱发炎、盆腔有肿瘤或情绪紧张，也会造成尿频。

类似的怀孕征兆还有不少，如果备孕妈妈出现这些"怀孕"的症状，最好还是到医院进行专业的检查，只有经过专业的确诊，才不会到头来空欢喜一场。

怀孕和生产都是上天赋予女性神圣而自然的礼物。孕妈妈们不必过分紧张和担心，放松和愉悦的心情对胎宝宝的发育以及孕妈妈本身的身体健康都是大有好处的。不过，该谨慎对待的孕期禁忌也同样不能忽视。

为了"好孕"来临，怀胎十月，产下健康可爱的小天使，让我们一起精心备孕180天吧！